# アトラス
# 皮膚病の漢方療法

桜井 みち代 著

たにぐち書店

## 推薦のことば

　桜井先生の「皮膚病の漢方療法」発刊にあたり、皆様におすすめします。

　皮膚疾患治療は、表面のみの治療では難治のものが多い。

　桜井みち代先生は一緒に勉強している仲間ではありますが、大変優秀で、多くの皮膚疾患を治していらっしゃいます。

　基本としての五臓（五行）と気血水の関連とその異常から、皮膚へ波及した多くの疾患、特に日常よくみられる皮膚疾患のうち、手湿疹、慢性湿疹、貨幣状湿疹、脂漏性皮膚炎、尋常性乾癬、酒皶様皮膚炎、円形脱毛症、鬱滞性皮膚炎、掌蹠膿疱症、乾癬など、皮膚科の先生方や、他科の方からも、皮膚疾患を診る方々にはとても参考になると確信しています。先生の治療法を大いに活用して下さることを願って推薦申し上げます。

日本東洋医学会 名誉会員
アキオクリニック　二宮 文乃

# 目次

はじめに ……………………………………………………… 13

# 総論

## 漢方の基礎知識 …………………………………… 17
 1 気血水 ………………………………… 17
 2 五臓 …………………………………… 20
 3 五臓の相関関係 ……………………… 22

## 正常の皮膚の構造と機能 ………………………… 25

## 皮膚の漢方学的構造と機能 ……………………… 27
 1 表皮は『肺』に属する ………………… 27
 2 真皮から皮下組織は「肌」に相当する ……… 27

## 皮膚のいろいろな病態とその治法 ……………… 29

## 皮膚病の漢方治療 ………………………………… 31
 1 清熱剤 ………………………………… 31

2 利水剤 …………………………………… 32
3 滋潤・清熱剤（地黄剤）………………… 34
4 駆瘀血剤 ………………………………… 35
5 柴胡剤 …………………………………… 36
6 補剤 ……………………………………… 38

# 各論

## 湿疹・皮膚炎 …………………………………………………… 41

**1 手湿疹** ………………………………………… 42
　手湿疹の漢方治療 ……………………………… 43
　　❖症例1　27歳、女性 …… 44
　　❖症例2　37歳、男性 …… 46
　　❖症例3　25歳、女性 …… 48
　　❖症例4　24歳、女性 …… 50
　　❖症例5　46歳、女性 …… 52
　　❖症例6　33歳、女性 …… 55
　　❖症例7　58歳、男性 …… 57
　　❖症例8　25歳、男性 …… 59
　　❖症例9　47歳、女性 …… 62

**2 慢性湿疹** ……………………………………… 64
　慢性湿疹の漢方治療 …………………………… 64
　　❖症例1　74歳、男性 …… 65

- ❖ 症例2　81歳、男性 …… 68
- ❖ 症例3　49歳、男性 …… 70
- ❖ 症例4　65歳、女性 …… 72
- ❖ 症例5　64歳、女性 …… 75
- ❖ 症例6　77歳、女性 …… 77
- ❖ 症例7　72歳、女性 …… 79

## 3　貨幣状湿疹 …… 81
### 貨幣状湿疹の漢方治療 …… 81
- ❖ 症例1　55歳、男性 …… 83
- ❖ 症例2　60歳、女性 …… 86
- ❖ 症例3　74歳、女性 …… 88
- ❖ 症例4　 9歳、男子 …… 90
- ❖ 症例5　23歳、男性 …… 92
- ❖ 症例6　47歳、女性 …… 95
- ❖ 症例7　63歳、男性 …… 97
- ❖ 症例8　16歳、女性 …… 99

## 4　脂漏性皮膚炎 …… 101
### 脂漏性皮膚炎の漢方治療 …… 101
- ❖ 症例1　39歳、女性 …… 103
- ❖ 症例2　42歳、男性 …… 104
- ❖ 症例3　51歳、男性 …… 105
- ❖ 症例4　44歳、女性 …… 107
- ❖ 症例5　57歳、女性 …… 109
- ❖ 症例6　56歳、男性 …… 112
- ❖ 症例7　72歳、男性 …… 114

## 結節性痒疹 ……………………………………… 117
### 結節性痒疹の漢方治療 ………………………… 117
- ❖症例1　67歳、男性 …… 119
- ❖症例2　55歳、男性 …… 124
- ❖症例3　37歳、女性 …… 126

## 尋常性痤瘡 ……………………………………… 129
### 尋常性痤瘡の治療 ………………………………… 130
### 尋常性痤瘡の漢方治療 …………………………… 130
- ❖症例1　22歳、女性 …… 134
- ❖症例2　18歳、女性 …… 136
- ❖症例3　27歳、女性 …… 139
- ❖症例4　28歳、男性 …… 141
- ❖症例5　18歳、男性 …… 143
- ❖症例6　18歳、男性 …… 144

## 酒皶 ……………………………………………… 145
### 酒皶の漢方治療 …………………………………… 145
### 酒皶に対する漢方方剤 …………………………… 146
- ❖症例1　50歳、女性 …… 147
- ❖症例2　46歳、女性 …… 149
- ❖症例3　54歳、女性 …… 151
- ❖症例4　58歳、女性 …… 153
- ❖症例5　68歳、女性 …… 155

❖症例6　57歳、女性 …… 157
❖症例7　75歳、男性 …… 159

## 円形脱毛症 …… 161
### 円形脱毛症の漢方治療 …… 161
❖症例1　38歳、女性 …… 163
❖症例2　25歳、女性 …… 165
❖症例3　34歳、女性 …… 167
❖症例4　54歳、女性 …… 169
❖症例5　62歳、女性 …… 171
❖症例6　28歳、女性 …… 173
❖症例7　40歳、女性 …… 175

## 帯状疱疹 …… 177
### 帯状疱疹の漢方治療 …… 177
❖症例1　78歳、女性 …… 180
❖症例2　58歳、女性 …… 181
❖症例3　73歳、男性 …… 183
❖症例4　66歳、女性 …… 184

## 血行障害性皮膚疾患 …… 185
### 1　鬱滞性皮膚炎 …… 185
❖症例1　68歳、女性 …… 185
❖症例2　52歳、女性 …… 188

**2** Livedoreticularis with summer ulceration …… 191
　　❖症例1　10歳、女子 …… 191
　**3** リポイド類壊死症 …………………………… 193
　　❖症例1　72歳、女性 …… 193
　　❖症例2　64歳、女性 …… 196

## 掌蹠膿疱症 ………………………………………………… 199
　掌蹠膿疱症の漢方治療 ………………………… 199
　掌蹠膿疱症に対する頻用方剤 ………………… 199
　　❖症例1　52歳、女性 …… 201
　　❖症例2　53歳、女性 …… 203
　　❖症例3　55歳、女性 …… 205
　　❖症例4　41歳、女性 …… 207
　　❖症例5　52歳、男性 …… 210
　　❖症例6　69歳、女性 …… 213
　　❖症例7　68歳、女性 …… 215
　　❖症例8　42歳、女性 …… 217
　　❖症例9　64歳、女性 …… 220
　　❖症例10　50歳、女性 …… 222
　　❖症例11　36歳、女性 …… 224

## 尋常性乾癬 ………………………………………………… 227
　尋常性乾癬の漢方治療 ………………………… 227
　　❖症例1　67歳、男性 …… 230

- ❖ 症例2　35歳、女性 ……  232
- ❖ 症例3　74歳、男性 ……  233
- ❖ 症例4　30歳、男性 ……  234
- ❖ 症例5　69歳、男性 ……  236
- ❖ 症例6　43歳、女性 ……  237
- ❖ 症例7　75歳、男性 ……  239
- ❖ 症例8　75歳、女性 ……  242
- ❖ 症例9　41歳、女性 ……  243
- ❖ 症例10　66歳、男性 ……  247
- ❖ 症例11　74歳、男性 ……  249
- ❖ 症例12　62歳、女性 ……  252
- ❖ 症例13　82歳、女性 ……  255
- ❖ 症例14　45歳、男性 ……  257
- ❖ 症例15　43歳、女性 ……  259
- ❖ 症例16　75歳、男性 ……  262
- ❖ 症例17　11歳、女子 ……  264
- ❖ 症例18　39歳、男性 ……  266
- ❖ 症例19　62歳、男性 ……  270

**乾癬の重症型について** ……………………… 278

# はじめに

　皮膚病には様々な種類があります。代謝異常や、遺伝子異常による皮膚病、物理化学的皮膚障害、腫瘍などに対しては、食事療法や抗生物質、手術、光線療法、ホルモン療法、放射線治療などの西洋医学的治療法が主体となりますが、そのような疾患以外の炎症性疾患に対しては、ほとんどがステロイドによる治療法が行われています。ステロイドで完治する疾患は問題ありませんが、多くの慢性皮膚疾患がステロイドでは十分な効果が得られていません。そのような皮膚疾患に対し、漢方はしばしば著効を示します。

　筆者も長年ステロイドによる治療に従事してきましたが、その治療法に満足できなくなり、二宮文乃先生に師事して漢方の勉強を始めました。その結果、それまで治せなかったいろいろな皮膚病が治癒または軽快していくのを実感して、漢方の力に日々驚きと感謝の念を禁じ得ません。

　その後、皮膚病に限らず、いろいろな全身疾患にも漢方が有効であることを、北海道大学名誉教授の本間行彦先生に教えて頂きました。

　漢方治療を始めて感じたことは、皮膚病のみならず、全身状態までよくなることが少なくないということです。たとえば、便秘や下痢などの胃腸症状や、月経異常、冷え症、イライラなどの気の異常、関節痛、喘息などの合併症もついでによくなっていくことが少なくありません。このことは患者さんのみならず、医者にとっても喜びです。

ただ漢方は難しく、常に勉強をしなければなりません。でも勉強するとそれだけ腕があがり、去年治せなかった病気が今年は治せるようになったりします。

　漢方治療を始めて20年になるのを機に、本にまとめてみたいと思いたち、今回はアトピー性皮膚炎以外の皮膚病の漢方治療についてまとめました。本の出版にご尽力くださった、たにぐち書店の谷口直良社長、および同書店を紹介してくださったツムラ浜松営業所の原口善徳所長に深く感謝いたします。

　私の拙い経験をまとめた本書が漢方治療を志す先生方の一助になれば幸いです。

平成26年12月

桜井みち代

# 総論

# 漢方の基礎知識

　皮膚病の漢方治療において、漢方の基礎理論全般を知っておく必要があります。なぜなら「皮膚は内臓の鏡」といわれるように、皮膚病は皮膚だけの病気ではなく、体内部の変調が皮膚にあらわれているからです。
　漢方の基礎理論において、もっとも重要な「気血水」と「五臓」について以下に述べます。

## 1　気血水

　気血水は人体を構成する基本的な物質で、これらによって生命活動や生理機能が維持されています。気は陽に属して「陽気」といい、血と水は陰に属して「陰液」と呼ばれます。

### 1）気
　気の働きには以下の様なものがあります。
①推動作用
　生長と発育や、体内のすべての生理活動、精神の働き、物質代謝などを主っています。
②温煦作用
　体温の維持・調節を行い、エネルギー代謝や循環機能を円滑に行います。主に腎気(命門の火)の働きによります。
③防御作用
　病邪の侵入を防ぎ、侵入した病邪を排除する作用です。主に衛気(肺

が主る)の機能です。
④固摂作用
　血液や汗、尿などが過剰に体外に出ないように、また内臓下垂を起こさないように、定位置に保つ働きをしています。
⑤気化作用
　肺によるガス交換や脾胃における飲食物からの気・血・水の生成、腎における水液の蒸騰気化※と尿への排泄など、一連の物質転化の機能をいいます。

> ※蒸騰気化とは腎に送られた水液のうち、体に必要な分を腎の陽気であたためて、体内へゆきわたらせることをいいます。

### 気の分類

　気には先天の気と後天の気があります。
　「先天の気」とは、親からうけついだエネルギーで、腎にやどっています。
　「後天の気」は、脾胃において、飲食物を消化・吸収して生成された「水穀の気」と、肺によって空気中の酸素をとりいれて生成された「清気」からなります。後天の気は五臓すべてに気を分配し、腎の「先天の気」もたえず補っています。
　皮膚にとって一番関係が深い気は「衛気」です。衛気とは脈管外を運行している気で、体表を保護し、外邪の侵入を防ぐとともに、汗腺や立毛筋を調節して体温を調整する機能があり、肺気の一部です。「肺は皮毛を主る」といわれるように、肺と皮膚は密接に関係しています。肺に作用する方剤がしばしば皮膚病に奏効するのはこのためです。

## 2) 血

　血は脾胃によって生成されて脈中に入り、肺によって生成された清気と結合して、心の推動によって全身を循環する赤い液体です。血は気と結びついて、はじめて体内に栄養をあたえ、体内をあたためることのできる生理的機能を持つことになります。したがって、気と離れて脈管外に出た血はもはや生理的役目をもたない、ただの老廃物となります。

　上述したように、脈管内を循環することができるのは、心の推動によるものであり、脈管外にみだりに出ないように守っているのは脾気の統血作用によります。また肝は血を蔵す役目があります。このことを、「心は血脈を主り、肝は血を蔵し、脾は統血する」といいます。

## 3) 水

　水は津液ともいい、体内のすべての生理的な水液のことです。すなわち、細胞内外の液、唾液・胃や膵臓、腸などの消化液、関節腔や腹腔内の液、涙など、すべてを含めた組織液のことをいいます。汗や尿も津液から生成されます。

①津液の生成

　津液は飲食物から脾胃の運化作用によって生成され、一部は脈管内の赤い血となり、他は脾から肺におくられて、肺の宣散・粛降によって全身に散布され、余分なものは下降して膀胱に入ります。この水分の運行の要となるのが腎の蒸騰気化です。腎陽の温煦により津液は霧のようになって、全身に上昇・周流し、各臓腑の代謝をうけて下降してきた水液のうち、有益なものは蒸騰気化によって再び全身をまわり、不要な分は尿として膀胱より排泄されます。この運行の全体を調節するのに肝の疏泄作用が関与しています。

②津液の機能

　津液は主に体を滋潤する機能をもっています。皮膚・毛髪を潤し、関

節液として関節を潤滑に動くように働いています。津液の滋潤する能力を失った悪い水は津液ではなく、「湿」という病的産物です。アトピー性皮膚炎患者で、浸出液がでているのに、乾燥感を訴えることがあるのはこのためです。

## 2　五臓

　五臓には、肝・心・脾・肺・腎があり、それぞれの機能は以下の通りです。

### 1) 肝
①肝は疏泄を主る
　体のさまざまな生理的機能が円滑に働くように調節する司令本部の様な役目をおっています。また情緒を安定させ、精神状態を快適に保つ働きもあります。
②肝は血を蔵す
　肝は血を貯蔵し、必要に応じて供給・消費する働きがあります。すなわち、自立神経系の作用を通じて、血管の収縮・弛緩を調節し、体内各部の血流量を調整しています。また女性の月経・妊娠・分娩が正常に行われるように調整しています。

### 2) 心
①心は血脈を主る
　心臓のポンプ作用により血液を循環させ、体内各部を濡養することができます。
②心は神を主る
　心は思考・分析・判断など、高度な精神活動をうけもっています。睡

眠とも密接な関係があります。

## 3) 肺
①肺は気を主る
　呼吸によって外界の酸素を吸入して清気を生成し、体内の濁気を排泄します。また皮膚呼吸・汗腺の調節・体温調節などを行う衛気は肺と密接な関係があります。
②肺は宣散・粛降をつかさどり、水道を通調する
　宣散とは、気と津液を全身のすみずみまで散布することをいい、粛降とは下方に向かって機能をおしすすめることで、津液を下方に向かって輸送し、尿にまで変化させます。

## 4) 脾
①脾は運化を主る
　脾は胃と共同して、水穀(飲食物)を消化し、栄養物や必要な水分に変え、それを肺に上輸します。心の推動と、肺の宣散・粛降によって、全身に輸送されます。脾胃は生命活動の維持に必要な栄養物質を産生し供給するので、「後天の本」といわれます。
②脾は四肢・肌肉を主る
　脾が運化した栄養物質が、四肢や体の肌肉を栄養することをいいます。

## 5) 腎
①腎は水を主る
　体液の代謝全般に対し、腎が根本的な調節を行っています。脾胃が産生した水液を腎陽の蒸騰気化によって霧のように全身にゆきわたらせ、下降してきた余分の水分は膀胱から尿として排泄させます。

②腎は成長・発育・生殖を主る

　腎は人体の成長・発育・生殖に必要な精を貯蔵する臓器です。骨や骨髄、脳の形成にあたり、骨格を形成し、また脳は知能・知覚・運動系と関係し、老化とも深く関わっています。

## 3　五臓の相関関係

　五臓はお互いに支配したり、支配されたりして関連しあっています。そのため単独で1つの臓だけが異常になることは少ないのです。

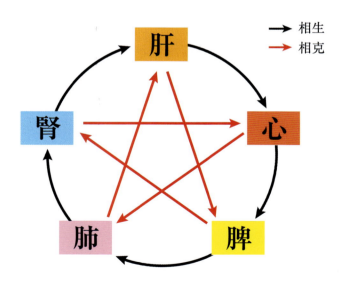

五臓の相関関係

▪ 相生

　図のように、となりあった臓器は母子関係にあります。母臓は子臓に対し、助長・促進に働きます。これを相生といいます。

　もし、母臓が病におかされると、この相生が働かず、母病は子に及びます(母病及子)。反対に子臓が病んで、母臓から補助を受け続けると、母臓も衰えます(子盗母気)。このことから、「虚すればその母を補う」「実すればその子を瀉す」といわれます。

▪ 相克

　ある臓が他の臓に対し、制約・抑制にはたらくことをいいます。たとえば、図のように、肝は脾に対し、腎は心に対し、抑制的に働きます。この抑制は正常なものですが、度を過ぎて抑制しすぎると相乗といい、相克の方向が逆になることを相侮といい、どちらも病的な状態です。このように各臓器がお互いに関連していることから、次のような有名な言葉があります。

　「夫れ未病を治する者は、肝の病をみて、肝の脾に伝わるを知り、当に先ず脾を実すべし」(『金匱要略』)

# 正常の皮膚の構造と機能

　皮膚はもっとも広い面積を有する感覚器官で、生体と外界の接点として隔壁として機能するばかりでなく、免疫機能も主っている重要臓器です。その面積は成人で平均 1.6 m² で、重量は体重の約 16% を占めています。

　皮膚の基本構造は表皮、真皮、皮下脂肪よりなり、さらに毛包と汗腺、皮脂腺などの付属器が貫いています。皮表には毛孔および汗孔が開口し、毛の伸長や発汗の出口となります。

　表皮は 4 層よりなり、深層から、①基底細胞層、②有棘細胞層、③顆粒細胞層、④角層の順で重層しています。基底細胞層では細胞分裂により新しい細胞が生まれ、有棘細胞、顆粒細胞と分化しながら、最終的に核を失った角層に到達します。

　角化細胞が基底細胞層で分裂し、最終的に垢となって剥離している過程をターンオーバーと呼び、正常では約 45 日といわれています。

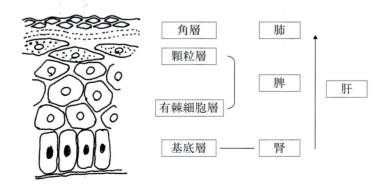

# 皮膚の漢方学的構造と機能

## 1　表皮は『肺』に属する

　表皮は体表にあり、生体防御に関わる構造物であるので、「肺」に属すると考えられています。

　『素問』五臓生成篇に「肺は皮に合し、その栄は毛にある」とあり、肺と皮膚は密接な関係があります。表皮を上述したミクロに分析すると、基底層は細胞分裂により表皮内の細胞が形成されるので、「腎」に属すると考えられ、表皮の最外層である角化層は外界との隔壁をなし、生体を防御していることから「肺」に属します。その間の有棘層、顆粒層は腎陰を物質源とし、腎陽によりあたためられて受理し、さらに「脾」の力により、気血津液を供給されます。「肝」は脾が提供する気血津液を深部から表層まで導く役割があります。

　表皮の表面は衛気に守られ、発汗を調節し、表皮全体の潤いには津液が関わっています。

## 2　真皮から皮下組織は「肌」に相当する

　「脾は肌肉をつかさどる」といわれるように、真皮や皮下組織への気血津液の供給には主に脾が関係しています。またこの部位の潤いには「血」との深い関わりがあります。

# 皮膚のいろいろな病態とその治法

　皮膚の症状は外見から目でみることができます。いろいろな症状を漢方学的にとらえると、その治法は以下のようになります。

紅斑・・・・真皮乳頭層の血管拡張・充血　→　熱証　→清熱・解表
暗紅色・・・・血滞・酸素不足　→瘀血　→　駆瘀血剤
乾燥・落屑・・燥証　→　滋陰剤
滲出液・・・・湿証 ┌・熱がない場合　→　水滞　→　利水剤
　　　　　　　　　└・炎症を伴う場合　→　湿熱→　利水＋清熱
水疱・膿疱・・水と気の鬱滞・水毒　→　発散・利水・解毒・排膿
膨疹・・・・津液の鬱滞だが気の鬱滞も伴う　→　利水・理気・発表
角化・亀裂・・表皮細胞への気血津液の不足　→　補血・補気・滋陰
瘙痒・・・・血虚や陰虚による生風、または気の滞り　→　祛風薬
丘疹・・・・角化細胞の増殖・水滞　→　脾や肝の失調　→
　　　　　　清熱・疏肝・補脾・利水・駆瘀血

# 皮膚病の漢方治療

　炎症性皮膚病の病態には、紅斑・丘疹・浮腫・水疱・膿疱・落屑・苔癬化・糜爛・潰瘍などがあり、しばしば瘙痒または痛みを伴います。紅斑には清熱・解表、丘疹・苔癬化には清熱・化瘀、浮腫・水疱には利水・化湿、膿疱には排膿、糜爛・潰瘍には排膿・生肌・健脾作用が求められます。

　以下に皮膚病によく用いられる方剤について、解説します。

## 1　清熱剤

1）黄連解毒湯：黄芩3　黄連2　山梔子2　黄柏1.5

　紅斑・瘙痒に対する代表的な方剤です。皮疹が真っ赤で、痒みが強く、イライラして不眠がある場合に用います。舌証は舌質赤く黄苔があります。構成生薬すべて清熱薬であり、抗炎症作用、抗菌作用のほか、利湿作用もあります。このため長期使用すると乾燥しすぎるので注意が必要です。またNSAIDと同じ様に脾胃を傷めることがあるので、胃腸が弱い者には量を加減するか、他の清熱剤に変更しなければなりません。

2）三物黄芩湯：地黄6　黄芩3　苦参3

　地黄で滋潤し、地黄・黄芩・苦参で清熱しますので、血熱・血燥に対する方剤です。手足がほてり、口渇があり、痒みが強い場合に使用します。構成生薬が少ない分、効き目がシャープです。

3）梔子柏皮湯：山梔子3　黄柏2　甘草1

　山梔子・黄柏で清熱し、甘草で緩和します。止痒目的や、黄連解毒湯よりは緩和な清熱剤として使用します。目の周りや額の紅斑によく使われます。

4）茵蔯蒿湯：茵蔯蒿4　山梔子3　大黄1

　湿熱があり、痒みが強い場合に使用します。尋常性乾癬の紅斑が強い場合や、蕁麻疹で便秘傾向のある者に使用します。

5）十味敗毒湯：柴胡3　桔梗3　川芎3　茯苓3　防風1.5　甘草1
　　　　　　　荊芥1　生姜1　樸樕3　独活1.5

　虚実中間証で、あまり赤味が強くなく、かゆみがあり、散在性の丘疹型やじんましん、または化膿傾向のある皮疹に用いられます。

## 2　利水剤

6）五苓散：沢瀉4　蒼朮3　猪苓3　茯苓3　桂枝1.5

　口渇・尿不利・浮腫のある場合に使用します。沢瀉・猪苓に軽度の清熱作用はありますが、その作用は弱く、利水を主とします。また健脾用のある朮、茯苓をふくむので、軟便、下痢などがある胃腸の弱い者にも使用できます。

7）茵蔯五苓散：茵蔯蒿4　沢瀉6　猪苓4.5　蒼朮4.5　茯苓4.5
　　　　　　　桂枝2.5

　五苓散に茵蔯蒿を加えた方剤なので、軽い湿熱の病態に用います。浮腫傾向が強い蕁麻疹に頻用されます。

8）猪苓湯：沢瀉3　猪苓3　茯苓3　阿膠3　滑石3

　滑石・沢瀉で清熱・利水し、猪苓・茯苓で利水し、阿膠で滋陰・補血します。赤くむくんでいる場合によく使います。また苔癬化に三物黄芩湯と合方して使用する場合もあります。

9）竜胆瀉肝湯：地黄5　当帰5　木通5　黄芩3　車前子3　沢瀉3
　　　　　　　甘草1　山梔子1　竜胆1

　地黄を含む利水剤と考えます。沢瀉・木通・車前子の利水薬に、黄芩・竜胆・山梔子の清熱薬、補血の地黄・当帰より構成されています。そのため熱性で浸出液や浮腫があり、かつ血虚で乾燥している場合に応用できます。また湿熱ばかりでなく、肝火のある場合にも適用され、いらいらや怒り、目の充血がある場合に使用します。顔面の紅斑ばかりでなく、陰部瘙痒症や下半身の湿をともなった炎症性皮膚炎によく使用されます。普通は体力のある者に使用しますが、体力の弱い者にも炎症が強ければ、一時的に少量を使用することもあります。

　これによく似た方剤に五淋散があります。竜胆瀉肝湯と同様に地黄を含む利水剤ですが、竜胆瀉肝湯のように肝鬱化火に対する適用はありません。

10）越婢加朮湯：石膏8　麻黄6　蒼朮4　大棗3　甘草2　生姜1

　浮腫、発汗傾向、口渇、尿量減少のある場合に使用します。炎症性浮腫によく使われます。石膏は口渇を目標にします。

11）防已黄耆湯：黄耆5　防已5　白朮3　大棗3　甘草1.5　生姜1

　水太りの体型で、汗かきで、多飲し、息切れし易い人に使います。黄耆には固表止汗作用の他に、托瘡生肌の作用といって皮膚化膿症の治癒を促進する働きもあります。

12) 半夏白朮天麻湯：半夏3　陳皮3　白朮3　茯苓3　黄耆1.5
　　　　　　　沢瀉1.5　人参1.5　黄柏1　生姜0.5　天麻2
　　　　　　　麦芽2　乾姜1

　胃腸虚弱で下肢が冷え、眩暈や頭痛を訴える者に使用します。腹部は軟弱で、胃内停水や動悸を認めます。

13) 麻杏薏甘湯：麻黄4　杏仁3　薏苡仁10　甘草2

　皮膚表面は血虚して燥き、内側には水湿がある場合に用います。薏苡仁はまた清熱解毒・排膿・健脾作用があるので、一般の湿疹、なかでも手湿疹や頭部の脂漏性皮膚炎などによく使われます。

## 3　滋潤・清熱剤（地黄剤）

14) 温清飲：地黄3　芍薬3　当帰3　川芎3　黄芩1.5　黄柏1.5
　　　　　　黄連1.5　山梔子1.5

　血虚に対する四物湯と、清熱剤の黄連解毒湯を2：1の割合で構成されています。皮膚が赤黒く、ガサガサに乾燥し、ひっかくと血や少量の浸出液がにじみ出る場合に使用します。炎症が強く、真っ赤で浸出液が多い場合に使うと、かえって皮膚症状の悪化を招くので、注意が必要です。そういう場合は黄連解毒湯や茵蔯五苓散などの清熱利湿作用のある方剤と合方する必要があります。

15) 当帰飲子：当帰5　地黄4　芍薬3　川芎3　防風3　黄耆1.5
　　　　　　　荊芥1.5　甘草1　蒺藜子3　何首烏2

　四物湯に祛風の蒺藜子・防風・荊芥と、補気・排膿・固表作用のある黄耆が加わっています。皮膚がかさついて、痒みのある場合に用います。炎症症状は余り強くなく、慢性に続いている皮膚炎に使用します。

16）消風散：石膏3　地黄3　当帰3　蒼朮2　防風2　木通2
　　　　　知母1.5　甘草1　苦参1　荊芥1　牛蒡子2　胡麻1.5
　　　　　蝉退1

　分泌物が多く、痂皮を作り、痒みが強く、口渇がある場合に使用します。皮膚は赤く、乾燥感や熱感があります。

17）六味丸：地黄5　山茱萸3　山薬3　茯苓3　牡丹皮3　沢瀉3

　陰虚で虚熱を呈する場合に使用します。皮膚が乾燥し、あつがる子（靴下をぬぎたがり、一見元気そうな子、ややむくみっぽい）によく使われます。

## 4　駆瘀血剤

18）通導散：大黄3　枳実3　当帰3　甘草2　紅花2　厚朴2
　　　　　蘇木2　陳皮2　木通2　芒硝1.8

　紅花・蘇木・当帰の駆瘀血薬に、枳実・厚朴・陳皮の理気薬があわさった瀉下剤です。便秘傾向があり、瘀血が強く、精神症状を伴う者に用います。

19）桃核承気湯：桃仁5　桂枝4　大黄3　甘草1.5　芒硝2

　熱証の瘀血と便秘傾向の有る者で、イライラや頭痛、のぼせなどの精神症状がある者に使用します。左下腹部の著明な圧痛を認めます。

20）大黄牡丹皮湯：牡丹皮4　桃仁4　大黄2　芒硝1.8　冬瓜子6

　牡丹皮・桃仁・大黄の活血化瘀に、冬瓜子の清熱解毒・排膿作用が加わったものです。通導散に比べると、気剤がないので、のぼせや頭痛、気滞などの症状はありません。駆瘀血作用より抗炎症作用が強いといわ

れています。（高山宏世『経方常用処方解説』より）

21）桂枝茯苓丸：桂皮3　芍薬3　桃仁3　茯苓3　牡丹皮3
　瘀血のある者に広く使用できます。頭痛・のぼせ・肩こりなどがあり、赤ら顔で、下腹部の圧痛を認めます。これに薏苡仁の加わった桂枝茯苓丸加薏苡仁は痤瘡やイボ、手湿疹によく使われます。

22）加味逍遙散：柴胡3　芍薬3　白朮3　当帰3　茯苓3　山梔子2
　　　　　　　　牡丹皮2　甘草1.5　生姜1　薄荷1
　心気症的傾向の不定愁訴をもつ瘀血体質の者に使用します。体質はやや虚弱で、疲れやすく、冷え症で、ときに便秘傾向のある者に使用します。女性に用いることが多いのですが、男性にも使用します。

23）当帰芍薬散：芍薬4　川芎3　当帰3　白朮4　沢瀉4　茯苓4
　補血薬と利水薬から構成されています。貧血、色白、痩せ型で、疲れやすく、冷え症でむくみやすい者に使います。

24）腸癰湯：薏苡仁9　冬瓜子6　牡丹皮4　桃仁5
　大黄牡丹皮湯の大黄・芒硝の代わりに薏苡仁が加わったものです。大黄をふくまないので、便秘傾向のない瘀血体質の者に使用します。薏苡仁は湿をとり、排膿・健脾・清熱作用があるので、皮膚疾患に広く応用できる方剤です。

## 5　柴胡剤

25）大柴胡湯：柴胡6　半夏4　黄芩3　芍薬3　大棗3　枳実2
　　　　　　　生姜1　大黄1

柴胡剤の中ではもっとも実証向きで、がっしりした体格で、便秘傾向があり、胸脇苦満が著明な者に使います。高血圧や肝機能障害、胃酸過多などの胃腸症状、蕁麻疹、ノイローゼなどの神経症状に用います。

26) 四逆散：柴胡5　芍薬4　枳実2　甘草1.5

　肝気鬱結で、感情をおしころした印象があり、手に汗がみられ、鼻炎などをともなったり、腹痛や下痢がみられたりすることがあります。腹証で胸脇苦満と腹直筋の緊張がみとめられます。ストレスをため込む傾向のある者に用います。

27) 柴胡加竜骨牡蠣湯：柴胡5　黄芩2.5　半夏4　茯苓3　桂枝3
　　　　　　　　　　竜骨2.5　牡蠣2.5　人参2.5　大棗2.5
　　　　　　　　　　生姜1

　比較的体力があり、不眠、気鬱があり、腹診で胸脇苦満と臍上悸を認める場合に使用します。

28) 小柴胡湯：柴胡7　半夏5　黄芩3　人参3　大棗3　甘草2
　　　　　　　生姜1

　体力中等度で胸脇苦満があり、種々の急性熱性病、感冒や肺炎・気管支炎などの呼吸器疾患、胃腸症状などの他、免疫異常の疾患などに用います。

29) 柴胡桂枝湯：柴胡5　半夏4　黄芩2　人参2　甘草2　桂枝2
　　　　　　　　芍薬2　大棗2　生姜1

　胸脇苦満と腹直筋の緊張があり、感冒・肺炎などの熱性疾患や胃潰瘍・胆嚢炎・肝機能障害に使用します。心下部の腹痛がある場合にも用います。また子供で風邪を引きやすい子や、やや神経質な子に使用します。

## 6　補剤

30）補中益気湯：黄耆4　白朮4　人参4　当帰3　柴胡2　大棗2
　　　　　　　陳皮2　甘草1.5　升麻1　生姜0.5

　補気薬の代表的な方剤です。気力がなく、疲れやすい、食欲不振、夏やせ、多汗、胃下垂などの内臓下垂のある者、また長い病歴や過労で体力の衰えた者などにに使用します。

31）小建中湯：芍薬6　桂枝4　大棗4　甘草2　生姜1　膠飴10

　胃腸の弱い虚弱児の体質改善などに用います。これに黄耆の入った黄耆建中湯はさらに皮膚機能の改善に役立ちます。

32）八味地黄丸：地黄6　山茱萸3　茯苓3　山薬3　沢瀉3
　　　　　　　牡丹皮2.5　桂皮1　附子0.5

　腎虚の代表的方剤です。足腰が弱く、冷え症の老人によく使われます。これに牛膝・車前子の加わった牛車腎気丸は八味地黄丸より浮腫傾向が強く、老人性皮膚瘙痒症によく使われます。

# 各論

# 湿疹・皮膚炎

　湿疹・皮膚炎群は外的・内的刺激に対する表皮・真皮上層を場とする炎症反応で、痒みやヒリヒリした刺激感を伴う無菌性で可逆性の皮膚疾患です。病理組織学的に単核球浸潤をもつ海綿状（表皮細胞間浮腫）小水疱を示します。臨床的に、紅斑、丘疹、小水疱、膿疱、糜爛、痂皮、落屑の経過をとります。慢性化すると表皮が肥厚して苔癬化します。

　各皮疹の標治法として、紅斑には黄連解毒湯、白虎加人参湯、梔子柏皮湯、桂枝茯苓丸などが用いられます。黄連解毒湯は赤くて熱感があり、瘙痒も強い場合に使います。白虎加人参湯は口渇とほてりがある場合に、桂枝茯苓丸は顔が赤くのぼせている場合や、本治として月経異常や冷え症など、瘀血の症状がある場合に用います。

　丘疹には十味敗毒湯や麻杏薏甘湯、桂枝茯苓丸加薏苡仁などを使用します。アミロイド苔癬などの丘疹が集簇した場合などにも対応します。

　小水疱には利水剤の五苓散や茵蔯五苓散、越婢加朮湯などを、膿疱には十味敗毒湯や清上防風湯、排膿散及湯などを使用します。

　湿潤した病変には、消風散、治頭瘡一方、猪苓湯などで治療し、桂枝加黄耆湯や補中益気湯で固表し、痂皮形成へ導きます。

　慢性化して苔癬化や色素沈着がみられる時には、桂枝茯苓丸などの駆瘀血剤や、温清飲、当帰飲子などで治療します。苔癬化にはまた猪苓湯と三物黄芩湯の合方を用いることがあります。

　ここでは、手湿疹、慢性湿疹、貨幣状湿疹、脂漏性皮膚炎にわけて、症例を呈示します。

## 湿疹反応の症状の推移

**急性湿疹**

- 十味敗毒湯、清上防風湯
  排膿散及湯 → 膿疱
- 茵蔯五苓散、越婢加朮湯 → 小水疱
- 消風散、治頭瘡一方
  防已黄耆湯、猪苓湯 → 湿潤
- 十味敗毒湯
  麻杏薏甘湯
  桂枝茯苓丸加薏苡仁 → 丘疹
- 桂枝加黄耆湯
  補中益気湯 → 痂皮
- 黄連解毒湯、白虎加人参湯
  梔子柏皮湯、桂枝茯苓丸 → 紅斑
- → 落屑

**慢性湿疹**

- 桂枝茯苓丸、温清飲
  当帰飲子 → 苔癬化・色素沈着
- → 治癒

# 1　手湿疹

　手掌の皮膚は角層が他の部位よりも数倍厚く、脂腺を欠き、汗腺が多い部位です。手は環境との接触の頻度が高いため、接触性皮膚炎を起こしやすい、という特徴があります。このため、原因として、①手洗いの習慣、②職業、③季節、④素因（アトピー）、⑤精神的状態（緊張による発汗など）、⑥接触物質などを考える必要があります。

## 手湿疹の漢方治療

湿疹は漢方的にみて、気血水や陰陽虚実による内因が深く関係しています。

1）気の病証

気はたえず体内を循行し、臓腑の生理的活動を推進する推動作用や、体温を保つ温煦作用、病邪から体を守る防御作用、血液や体液を漏らさないようにしたり臓腑を定位置に保つ固摂作用、飲食物から気血津液を生成する気化作用など、いろいろな機能を調節しています。気の異常は血や水の異常をもたらします。ゆえに血虚や水滞なども気の病態が関与している場合もあるので、補気・理気が必要になります。

気虚には補中益気湯や人参湯を用います。肝気鬱結には加味逍遙散、四逆散などを用いますが、これらは精神の過緊張による手掌の発汗過多にも有効です。

2）血の病証

血は全身に栄養を運び、心により体内を循環し、肝により循環血液量の調節をうけます。血の作用が不足すると血虚となり、血流が滞ると瘀血となります。血虚では皮膚の乾燥、ひびわれ、脱毛、爪がもろくなります。四物湯、当帰芍薬散、温経湯、桂枝茯苓丸加薏苡仁などを用います。

3）水の病証

水（津液）は体内を循環して各臓器を滋潤していますが、この循行がうまくいかないと水滞となります。利水剤である五苓散や防已黄耆湯、猪苓湯、および麻杏薏甘湯などを用います。

## ❖ 症例1　27歳、女性。

歯科医。1年半前から手湿疹が生じた。

[既往歴] 小児期にアトピー性皮膚炎。3年前に喘息。小児期よりアレルギー性鼻炎がある。

[現　症] 152cm、43kg。月経異常はない。便秘気味。20歳から片頭痛がある。寒がりで足が冷える。肩こり。夢が多い。汗はあまり出ない。

　舌：湿。紅色。歯圧痕軽度。

　脈：緊。

　腹：腹力4/5。胸脇苦満軽度あり。胃内停水を軽度認める。

[初診時] 手掌、手背に広範囲に紅斑をみとめる。痒い。手はほてる。（図1）

　　**桂枝茯苓丸加薏苡仁**5ｇ＋**三物黄芩湯**5ｇを開始した。

　　3ヶ月後、漸次改善した。（図2）

　　5ヶ月後、**加味逍遙散**5ｇ＋**温清飲**5ｇに変方した。

　　1年後、終診となった。

[考　察] 初診時は肩こり、冷え症と手のほてり感より桂枝茯苓丸加薏苡仁と三物黄芩湯をもちいたが、これによりかなり改善しました。その後は胸脇苦満と便秘傾向より加味逍遙散を、また三物黄芩湯は瀉剤であまり長期には使わない方剤なので、温清飲に変方しました。

図1

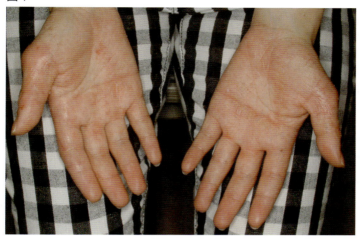

図2　3ヶ月後

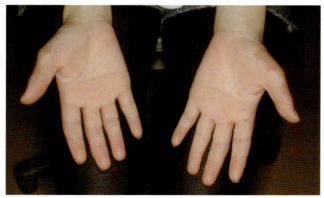

桂枝茯苓丸加薏苡仁＋三物黄芩湯→

温清飲5g＋加味逍遙散5g

### ❖症例2　37歳、男性。

　20歳から車の整備工。5、6年前から手湿疹。痒い。右手がひどい。右きき。

［既往歴］　アレルギー性鼻炎。昔から体がかゆくなりやすい。

［家族歴］　母喘息。父アレルギー性鼻炎。

［現　症］　171cm、62kg。便通正常。仕事上ストレスがあり、イライラして眠れないことがある。足冷たい。

　脈：弦。

　舌：乾燥、紫紅色、白苔。舌下静脈怒張。

　腹：腹力良、腹直筋緊張。臍上悸。

［初診時］　両手背に乾燥してガサガサした紅斑を広く認める。手掌は比較的きれい。

　　温清飲5g＋黄連解毒湯5g

　この処方で次第に改善する。始めは仕事のある日はひどく、休日になるとやや改善傾向があったが、次第に仕事をしていても手があれなくなった。外用は紫雲膏が主で、ステロイドは1年間でジフルプレドナード軟膏（マイザー軟膏）10g使用したのみである。1年半後、終診。

［考　察］　仕事で使う油などによる接触性皮膚炎が関与していると思われるが、漢方治療をすると、仕事を続けていても、次第にかぶれをおこさなくなることがあります。美容師でパーマ液にかぶれていた人が温清飲＋黄連解毒湯で次第にかぶれなくなり、パーマ液に数日続けて接触したらかぶれるが、それでも治りが早くなってきた人がいます。

湿疹・皮膚炎

図3

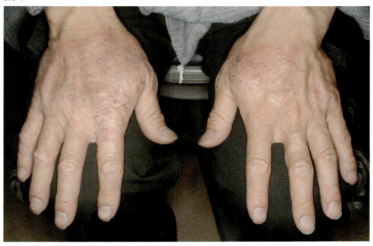

図4　1年半後

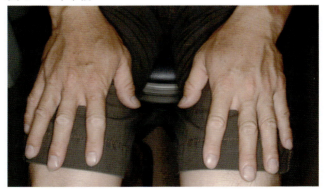

温清飲＋黄連解毒湯

47

❖**症例3**　25歳、女性。

　数年前から手湿疹が続いている。ずーとステロイドを塗り続けている。

［既往歴］　慢性鼻炎。

［現症］　159cm、48kg。月経は順調。睡眠良。目のくまがある。疲れやすい。時々キーンという耳鳴りがする。口渇あり。自汗。暑がり。色白。足が冷たい。

　舌：正常赤色だが、舌尖は紅。

　脈：浮数滑。

　腹：腹力 4/5。胸脇苦満軽度あり。

　WBC 4,000/μl（好酸球 20％）、IgE 490IU/ml。

［初診時］　手掌に広く紅斑を認める。（図5）

　　**桂枝茯苓丸加薏苡仁**5g＋**消風散**5gを開始。

　2週間後、やや紅斑うすくなる。

　3ヶ月後、痒みが強く、亀裂も数カ所ある。

　　**十全大補湯**5g＋**猪苓湯**5g＋**黄連解毒湯**5gに変方。

　5ヶ月後、亀裂は少なくなった。小水疱が多数みられ、さわると熱感があり、かゆい。

　　**消風散**5g＋**越婢加朮湯**5g

　6ヶ月後、小水疱が消退し、赤味もややうすくなったが、乾燥してきた。

　　**桂枝茯苓丸加薏苡仁**5g＋**温清飲**5g

　7ヶ月後、ほぼ治癒。

［考　察］　女性の手湿疹には桂枝茯苓丸加薏苡仁を先ず選択します。始めはそれに口渇とかゆみがあることから消風散を合方しました。亀裂には傷の修復に最も効果がある十全大補湯を用いました。十全大補湯のみでは痒みや炎症をおさえる力が弱いので、利水剤や清熱剤の併用が必要

となります。その後、小水疱と熱感より越婢加朮湯とし、水疱がなくなって、乾燥してきましたので、温清飲としました。

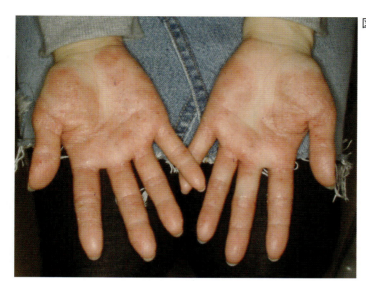

図5

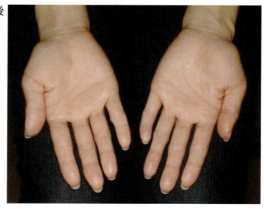

図6　半年後

桂枝茯苓丸加薏苡仁＋消風散＋十全大補湯＋猪苓湯＋黄連解毒湯→消風散＋越婢加朮湯→桂枝茯苓丸加薏苡仁＋温清飲

❖ **症例4**　24歳、女性。

　18歳、手湿疹発症。ステロイド治療で21歳の頃には軽快していた。大学卒業後悪化した。

［既往歴］　10歳、金属アレルギーで全身に皮疹が出たことがある。（詳細不明）

　10歳からアレルギー性鼻炎がある。

［家族歴］　兄、アレルギー性鼻炎。

［現　症］　153cm、41kg。顔面、肘窩、膝窩にうすい紅斑あり。手掌に紅斑、亀裂、水疱、落屑がみられ、かゆい。指を曲げることができない。月経前になると顔や手の痒みが増す。軟便傾向。月経痛強い。経血量も多い。気力やや低下。疲れやすい。後頭部につきささるようなズキンとした痛みが時々ある。キーンという耳鳴り。足冷える。足むくみやすい。寒がり。

　　脈：遅。やや虚。
　　舌：湿。濃紅色。無苔。
　　腹：腹力4/5。胸脇苦満軽度。胃内停水あり。

［初診時］　**当帰芍薬散** 5g＋**桂枝加黄耆湯** 4g＋**排膿散及湯** 5g

　半年後、かなり改善。顔面や肘窩、膝窩の紅斑消失。

　9ヶ月後、いったんよくなっていたが、ふたたび手掌に紅斑が出現し、手むくんでいる。

　　　**茵蔯五苓散** 5g＋**三物黄芩湯** 5g

　10ヶ月後、小水疱多数あり。**消風散** 5g＋**防已黄耆湯** 2.5g＋**猪苓湯** 2.5g

　11ヶ月後、少し赤味減少。カサカサになってきた。

　　　**消風散** 5g＋**当帰芍薬散** 2.5g＋**猪苓湯** 2.5g

　1年後、ほとんど治癒。

［考　察］　この患者は冷え症で浮腫傾向があることから当帰芍薬散証と考えました。手の水疱には利水剤が必要で、茵蔯五苓散、猪苓湯などを

湿疹・皮膚炎

使用しましたが、、乾燥しすぎないよう使用量は少なくしました。

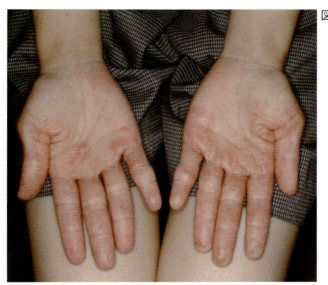
図7

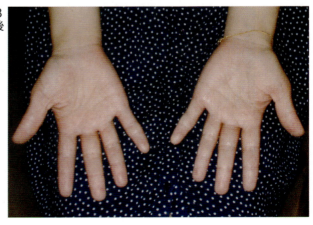
図8
10ヶ月後

当帰芍薬散＋桂枝加黄耆湯＋排膿散及湯

❖**症例5**　46歳、女性。

［現病歴］　中学生の時、親指に湿疹。20歳のとき自然に治った。4、5年前より右手のみに湿疹。某皮膚科でステロイド外用剤をもらい、ぬるとよくなるが、やめると再発をくりかえす。

［既往歴］　10年前からアレルギー性鼻炎。小児期扁桃炎。

［家族歴］　特記すべき事無し

［現　症］　右手掌に紅斑、丘疹、落屑がみられ、かゆい。小水疱も少しあり。手背はきれい。154cm、55kg。月経痛。自汗。腹力4/5。

［初診時］　**温清飲**5g＋**黄連解毒湯**5g、外用は紫雲膏。

　3ヶ月後、少しづつ改善していたが、最近紅斑の辺縁部に小水疱が多数認められるようになった。

　　**温清飲**5g＋**防已黄耆湯**2.5g＋**五苓散**2.5g

　5ヶ月後、水疱は減少したが、かさついてきた。

　　**温清飲**5g＋**防已黄耆湯**2.5g＋**麻杏薏甘湯**2.5g

　1年後、ほぼ治癒。

［考　察］　温清飲は血虚・血熱の薬なので、赤く乾燥して痒みのある場合に効きます。防已黄耆湯は利水作用と黄耆の皮膚修復作用を発揮します。麻杏薏甘湯は皮膚への津液の動きをよくする作用があるので、表面が軽度かさついている時に使います。

湿疹・皮膚炎

図9

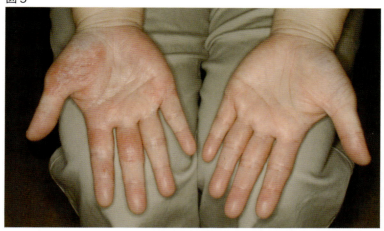

温清飲＋黄連解毒湯

図10　3ヶ月後　水泡が出てきたので、

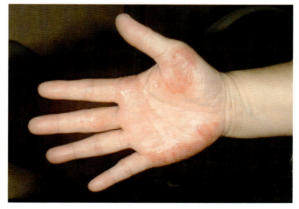

温清飲＋防已黄耆湯＋五苓散

図11　5ヶ月後　少しかさつくので、

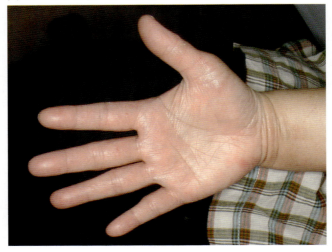

温清飲＋防已黄耆湯＋麻杏薏甘湯

図12　1年後

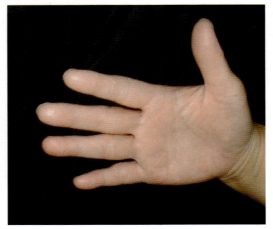

❖**症例6**　33歳、女性。
　1年半前の初夏、左手第3指より水疱がでて次第に両手にひろがった。近医で異汗性湿疹といわれ、強力なステロイド外用剤を出されたが、次第に悪化し、前腕の方まで湿疹がでるようになった。
［既往歴］　喘息や鼻炎はない。
［家族歴］　母に花粉症
［現　症］　155cm、43kg。生理前にイライラする。生理痛は軽度。生理不順あり。冷え症。
　口唇があれてかさかさになる。夏汗をよくかく。便通は異常なし。
　舌：湿、無苔。
　脈：沈弱。
　腹証：胸脇苦満。腹直筋緊張。
［初診時］　手背に紅斑、水疱あり。爪囲に紅斑、水疱があるが、手掌はきれい。
　　　六君子湯5g＋温清飲5g
　2ヶ月後、紅斑ややうすくなった。指腹に水疱、落屑が出現。痒みがはげしい。軟便。胃痛。
　　　温経湯5g＋五苓散5g
　3ヶ月後、水疱消失。痒みもやや軽減。軟便は解消。胃痛軽度あり。
　　　柴胡桂枝湯5g＋当帰飲子5g
　半年後、手背はきれいになった。進行性指掌角皮症の状態になる。
　　　温経湯5g＋当帰芍薬散5g
　10ヶ月後、ほぼ治癒。
［考　察］　口唇があれて、進行性指掌角皮症となれば、温経湯の主治です。水疱があれば五苓散を、胃痛に柴胡桂枝湯を使用しました。

図13

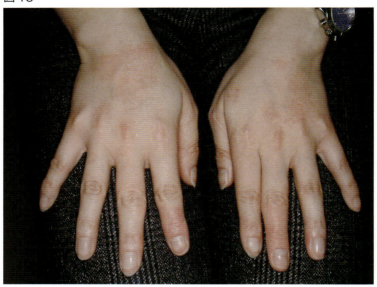

図14 10ヶ月後

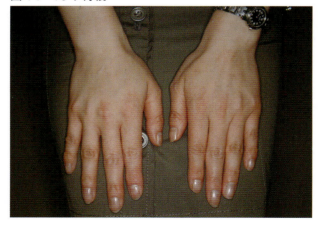

温経湯＋五苓散→柴胡桂枝湯＋当帰飲子→温経湯＋当帰芍薬散

## ❖症例7　58歳、男性。

　20歳から両手に湿疹。皮がむける。痒みは軽度。

［既往歴］　3年前に胃癌で胃の3分の2を摘出した。

［現　症］　167cm、58kg。汗かき。夜間尿1回。

　舌：亀裂あり。白苔。乾湿中間。

　脈：弦。

［経　過］　**防已黄耆湯**5g＋**八味地黄丸**5g、グリパスCの外用。

　2週間後、非常にきれいになった。

　1年半後、再発。**桂枝加黄耆湯**4g＋**排膿散及湯**5gですみやかに軽快。

［考　察］　汗かきなので、防已黄耆湯を、やせていて、夜間尿があり、年配の男性なので、八味地黄丸を使用しました。再発後はより虚証になっていたので、変方しました。

各論

図15

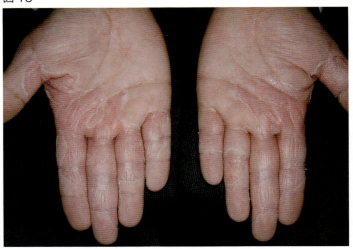

図16　2週間後

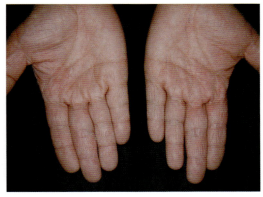

八味地黄丸＋防已黄耆湯

❖**症例8** 25歳、男性。

4ヶ月前から手湿疹。

［既往歴］ 21歳、アトピー性皮膚炎といわれたことがあるが、今は手湿疹のみ。アレルギー性鼻炎あり。

［現　症］ 両手掌に紅斑、水疱、膿疱あり。176cm、64kg。便通1〜3回／日。目のくまあり。睡眠良。ストレスがあると胃痛。汗かきやすい。暑がり。筋肉質。

舌：紅色。薄白苔。

腹：腹力4/5。胸脇苦満。腹直筋緊張。

［初診時］ **荊芥連翹湯**5g＋**黄連解毒湯**5g。外用は紫雲膏。

2週間後、膿疱は消失。鼻炎も改善。

1ヶ月後、指先に小水疱。皮むけている。かゆい。

　**荊芥連翹湯**5g＋**防已黄耆湯**5g

3ヶ月後、いったんよくなっていたが、夏になり汗をかくようになったら、手掌に水疱増えて悪化。

　**荊芥連翹湯**5g＋**越婢加朮湯**5g

4ヶ月後、水疱まだ多数。落屑。かゆい。

　**荊芥連翹湯**5g＋**越婢加朮湯**5g＋**三物黄芩湯**5g

5ヶ月後、かなり改善。

8ヶ月後、ほぼ治癒した。

［考　察］ 鼻炎があり、筋肉質で、胸脇苦満、腹直筋の緊張があり、手に汗をかきやすい体質より、この患者は荊芥連翹湯の証だと思われます。これに炎症で赤味が強ければ黄連解毒湯を、水疱があれば越婢加朮湯を、合方したものです。荊芥連翹湯のみでは抗炎症作用が足りないので、三物黄芩湯を加えました。三物黄芩湯は手足の火照りに使うとありますが、手湿疹や掌蹠膿疱症など手足の炎症でかさつく時に有効です。

図 17 初診時

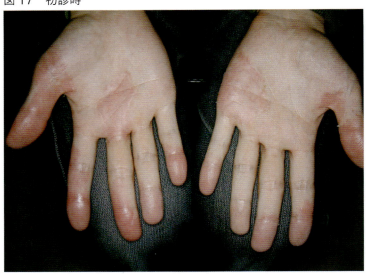

図 18 2ヶ月後

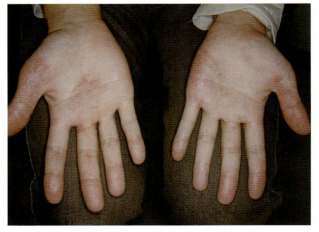

図19　5ヶ月後

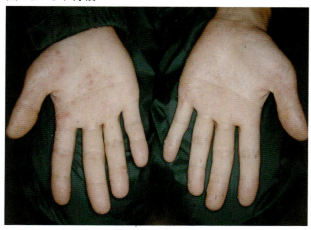

図20　8ヶ月後

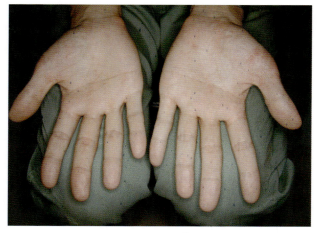

## ❖症例9　47歳、女性。

　20歳より保育士の仕事を始めてから手に湿疹が生じてきた。近医で10年間ステロイドの外用による治療をうけていたが、次第に悪化してきたため、漢方医にかかりはじめた。温清飲を主体とした治療で、漸次改善し、ステロイドの軟膏も悪化した時だけ、使用する程度になったが、完治しないため、紹介されて来院した。

［既往歴］　アレルギー性鼻炎
［家族歴］　特記すべきことはない。
［現　症］　150cm、45kg。やや便秘気味。2年前に閉経。下肢に魚鱗癬あり。睡眠、食欲異常なし。汗は出ない方。寒がりでも暑がりでもない。

　脈、舌証に異常なし。
　腹：柔らかい。腹力中等度。
　手掌に亀裂と水疱がある。痛みと痒みがある。
　朝：**温清飲** 2.5g ＋**麻杏薏甘湯** 2.5g
　夕：**温清飲** 2.5g ＋**防已黄耆湯** 2.5g を処方。

　　外用は白色ワセリンと亜鉛華軟膏を等量混ぜたものを使用。痒みがひどい時は中等度のステロイド軟膏を使用するように指示した。

　4ヶ月後、ほぼ亀裂や水疱は消失した。ステロイド軟膏は計15g使用した。

［考　察］　温清飲でかなり改善していたので、そのまま継続し、水疱があるので、麻杏薏甘湯と防已黄耆湯を使用しました。黄耆は皮膚機能を回復し、傷を治す働きがあります。

　手湿疹にステロイド剤を外用すると、皮膚が薄くなり、亀裂を生じやすくなるので、なるべく使用しないように指導しています。

図21

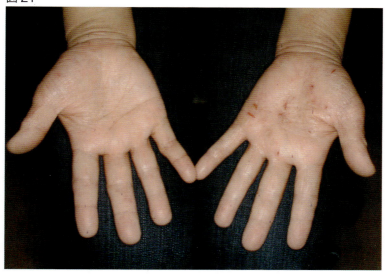

図22　4ヶ月後

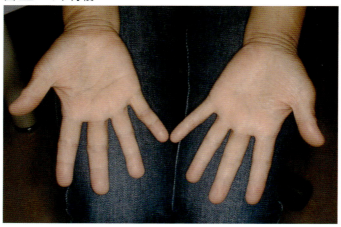

温清飲5g＋麻杏薏甘湯2.5g＋防已黄耆湯2.5g

## 2 慢性湿疹

原因が不明の湿疹病変が長く続き、表皮が肥厚して苔癬化を伴いやすい病態です。治療として、ステロイドの外用剤が第一選択肢ですが、治療に抵抗して、何年も経過することが少なくありません。

### 慢性湿疹の漢方治療

1）十味敗毒湯

　赤味の少ない小丘疹を主体とした湿疹に用います。痒みはふつう軽度です。

2）当帰飲子

　血虚でかさかさしていて、老人によくみられるタイプの湿疹に適用されます。赤味はあまり強くなく、炎症反応が弱い場合に用います。

3）温清飲

　血虚と血熱がある場合で、皮膚色は赤黒く、かゆみがあり、丘疹、落屑が著明で、掻くと少し浸出液がでてくる場合に使います。

4）消風散

　分泌物が多く、痂皮形成傾向があり、強い瘙痒がある場合に用います。口渇があり、冷たい水や氷をかじりたがる者に使います。夏に増悪する傾向があります。

5）桂枝茯苓丸加薏苡仁

　皮膚の苔癬化や丘疹が目立つ皮膚症状があり、静脈の拡張や足冷え、肩こり、月経異常、痤瘡形成などの傾向のある者に使用します。

6）茵蔯五苓散

　痒みが強く、漿液性丘疹や水疱形成、皮膚局所の浮腫がある場合

に用います。

---

### ❖症例1　74歳、男性。

　2、3年前より背部にはじまり、次第に全身にかゆい湿疹が生じてきた。

［既往歴］　高血圧。高脂血症。高尿酸血症。

［現　症］　150cm、51kg。頻尿あり。夜間尿数回。足冷たい。自汗。IgE 210 IU/ml。

　舌：暗赤色。舌下静脈怒張。やや胖大。

　脈：浮、数、滑。

　腹：腹力4/5。やや膨満している。

［経　過］　薬疹が疑われたので、内服薬をすべて中止してみたが、皮疹に変化はなかった。

　当帰飲子7.5gと、ジフルプレドナート軟膏（マイザー軟膏）15gを処方。

　1ヶ月後、皮疹はかなり減少し、痒みも減って、随分楽になりました、という。

　以後、漢方薬のみで、ステロイドは使用せず。

　半年後、ほぼ皮疹は消退し、終診とした。

［考　察］　老人の湿疹には当帰飲子がしばしば奏効します。当帰飲子は血虚の四物湯が含まれるので、滋補の何首烏とあわせて、かさかさした乾燥性の皮疹には適しています。防風・蒺藜子・荊芥で痒みをとり、黄耆で肌を修復します。

各論

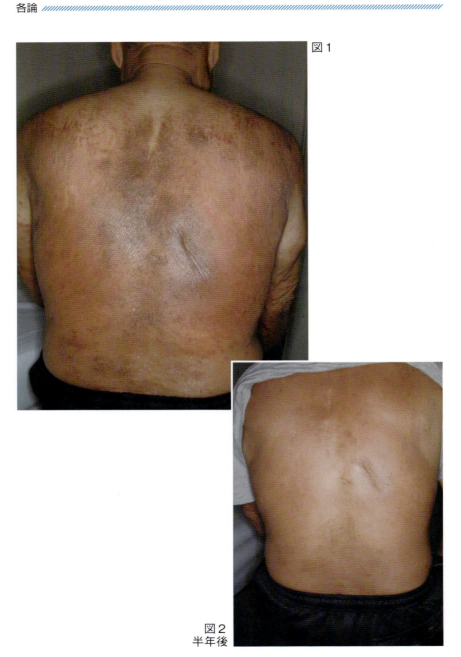

図1

図2
半年後

湿疹・皮膚炎

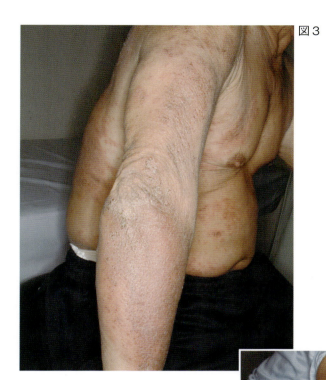

図3

図4
半年後

## ❖症例2　81歳、男性。

　数年前より冬になると、下腿伸側にかゆい湿疹がみられるようになった。夏は軽快し、あまりかゆくない。

［現　症］　150cm、54kg。IgE 100 IU/ml。夜間尿1回。自汗あり。

　脈：弦。

　舌：乾燥、無苔、くすんだ赤色。

　腹：腹力3〜4/5。小腹不仁はない。

［経　過］　**当帰飲子** 7.5gと紫雲膏を処方。

　2週間後、痒みが減って楽になりました、という。

　2ヶ月後、ほぼ皮疹は消退した。

［考　察］　老人で下腿の痒みを訴えるケースはよくあります。皮脂欠乏症が原因のことが多いので、石鹸で擦りすぎないよう、石鹸の使用回数を減らすこと（ことに冬場は注意）、お風呂の温度は低めにすること、入浴後すぐに保湿クリームをぬること、などの注意をすることも大切です。

図5

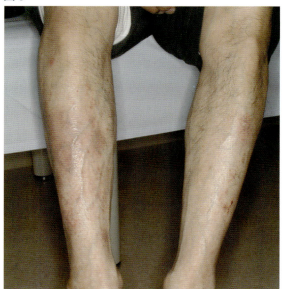

図6 2ヶ月後

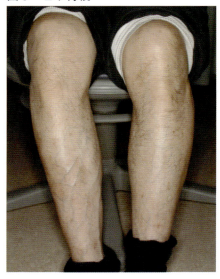

❖ **症例3** 49歳、男性。

　1年前の夏、背部、首などに湿疹ができ、某皮膚科でステロイドや抗アレルギー剤で治療をうけているが、良くならないため、来院した。

　現症：背中、胸、腹に手掌大の紅斑が複数認められる。表面は乾いているが、その下に水がたまっているような印象がある。かゆい。金属パッチテストは陰性。

　173cm、72kg。便2回／日。軟便傾向。夜間尿なし。睡眠、食欲普通。やや寒がり。

　脈：中、軟。

　舌：乾湿中間。厚い薄茶色の苔。

　腹：腹力良い。明確な胸脇苦満がある。

［初診時］　**茵蔯五苓散**5g＋**黄連解毒湯**5gとグリパスCの外用薬を処方。

　2週間後、ステロイド軟膏を中止したためか、皮疹が悪化。
　　**消風散** 7.5gに変方。
　6週間後、やや皮疹は改善し、紅斑が薄くなった。
　　**消風散** 5g＋**大柴胡湯去大黄** 6g＋**黄連解毒湯** 2.5gに変方。
　5ヶ月後、背部、胸、腹部の皮疹は色素沈着を残して治癒した。

［考　察］　始めは水毒があるようにおもわれたので、茵蔯五苓散に清熱薬の黄連解毒湯を加えました。もし軟便傾向がなければ茵蔯蒿湯を使うところでした。その後皮疹が悪化して、紅斑が強くなり、痒みも増し、表面が丘疹、落屑、痂皮におおわれ、掻くと浸出液もでるようになったので、消風散に変えました。その後大柴胡湯去大黄にしたのは、腹証と、本治として胃腸をととのえる目的で使用しました。

湿疹・皮膚炎

図7

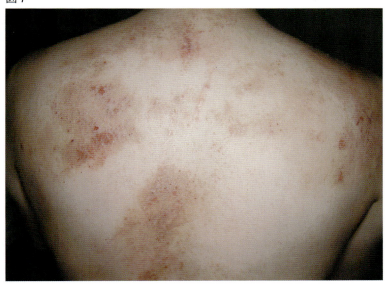

図8 5ヶ月後

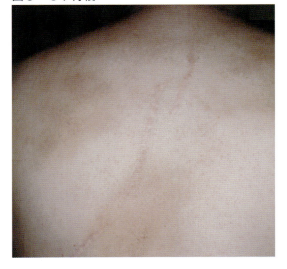

## ❖症例4　65歳　女性。

［初　診］　平成24年11月16日。

　2年前より赤い小丘疹が多数腕に出始めた。次第に四肢、躯幹にひろがった。手の指先に紅斑や落屑、亀裂があり、痛みがある。

［現　症］　148cm、41kg。冷え症。子供の頃から風邪をひきやすい。頬は赤く紅潮している。夜間尿4回。昔は生理痛が強かった。

［既往歴］　21歳、卵巣嚢腫の手術。子宮筋腫があり、腹診で触れる。臍上悸。腹力3/5。脈沈。やや数。舌：乾燥。瘀血。粗白苔。赤紫色。

［初診時］　当帰芍薬散5g＋当帰飲子5gと、ジフルプレドナート軟膏（マイザー軟膏）15g処方。

　2週間後、著明改善。指先も楽になってきた。

　2ヶ月後、数日前より悪化。四肢に赤い丘疹が多数みられる。指先に亀裂があり、痛い。

　**茵蔯五苓散**2.5g＋**当帰飲子**2.5g（朝）
　**桂枝茯苓丸加薏苡仁**2.5g＋**十味敗毒湯**2.5g（夕）

　3ヶ月後、右腕に小丘疹が数個認められるが、他の皮疹は消失した。夜間尿3回、日中7回排尿するという。

　**牛車腎気丸**5g＋**十味敗毒湯**5g

　4ヶ月後、皮疹は殆ど消失し、夜間尿も2回に減った。

　**桂枝茯苓丸加薏苡仁**5g＋**十味敗毒湯**5g、**桂枝加竜骨牡蠣湯**2.5gに変方。

　半年後、略治。

［考　察］　この患者は冷えが強く、また皮疹はやや水っぽい丘疹でしたので、当帰芍薬散や茵蔯五苓散のように利水作用のある方剤を使用しました。その後は乾いて散在性の小丘疹が主体の皮疹となったので、十味敗毒湯や桂枝茯苓丸加薏苡仁を選択しました。途中、夜間頻尿があるので、腎虚に対する方剤の牛車腎気丸や桂枝加竜骨牡蠣湯を使用しまし

た。外用剤としてステロイド軟膏を1ヶ月に10g程併用し、改善するにしたがって、紫雲膏に切り替えました。

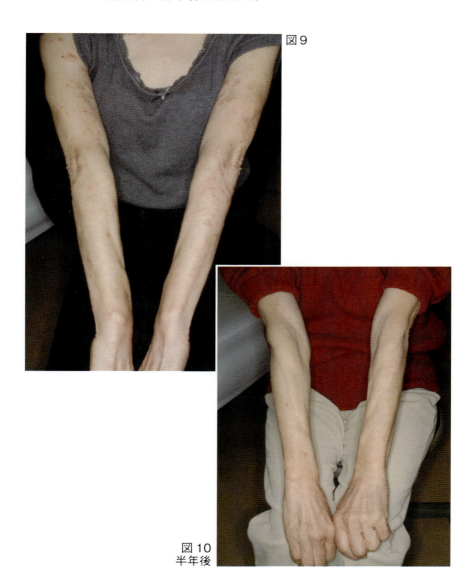

図9

図10
半年後

各論

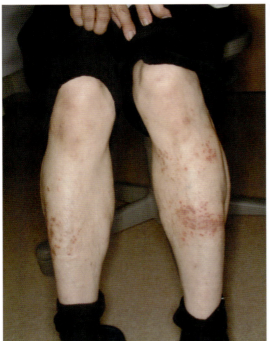

図11

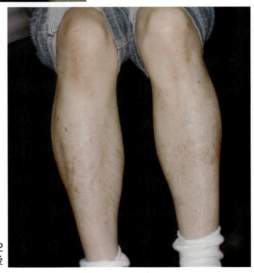

図12
半年後

## ❖症例5　64歳、女性。

[初　　診]　4年前から足首に湿疹が生じ、その後、下腿や膝頭にもひろがった。痒みが強く、引っ掻いているうちに、次第に皮膚が肥厚し、苔癬化してきた。

[既往歴]　尿路結石がある。

[現　　症]　152cm、52kg。最近胃もたれして、刺激物を食べれない。寒がり。便通は毎日あるが、硬くて出にくい。夜間尿1回。足冷えるが、布団の中に入って、しばらくすると足がほてって、布団から出したくなる。しかし、またすぐ冷えて布団の中に入れる、ということを2、3回くりかえしているうちに寝入るという。40代から腰痛を覚える。

　脈：やや遅。

　舌：厚白苔。正常赤。怒張。

　腹：腹力3〜4/5。小腹不仁がある。

[初診時]　麻杏薏甘湯5g＋半夏瀉心湯5g＋八味地黄丸5gを処方。

　次第に皮膚症状は改善してきた。

　半年後、ほぼ足背の苔癬化は消退し、他の部の皮疹も消失した。

[考　　察]　苔癬化は不全角化と表皮索の延長・肥厚と、乳頭層から表皮内へ単核球の浸潤が著明にみられます。表皮細胞間の浮腫つまり海綿状態があり、乳頭層は浮腫状になります。これを漢方学的に考えると、不全角化や表皮の肥厚は気の働きが阻害されたためで、乳頭層の浮腫や海綿状態、単核球の浸潤は湿邪が存在するととらえることが出来ます。麻杏薏甘湯の作用について、仙頭先生は以下のように説明しておられます。「麻黄は裏から表に向けて正気発越し、杏仁で表から裏に気を引き込み、このベクトルに津液を載せて動かすように薏苡仁で利湿し、甘草で滋陰する。薏苡仁には皮膚の状態をよくする生肌作用もある」[※]。つまり、気の流れをスムーズにし、湿をさばくことによって、苔癬化の改善をはかりました。一方、夜間頻尿、腰痛、小腹不仁より腎虚が存在す

ると思われ、足の冷え、寒がりより腎陽虚が、足のほてりより腎陰虚が考えられますので、八味地黄丸を使用しました。また胃症状より半夏瀉心湯を用いました。

※仙頭正四郎：中医ポリクリ　接触性皮膚炎の症例、伝統医学32 − 35頁、2008年夏号（通巻40号）　臨床情報センター発行

図13

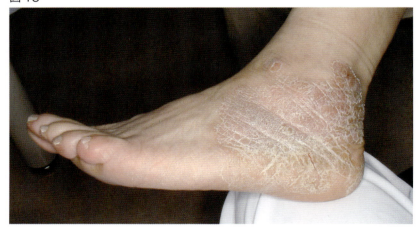

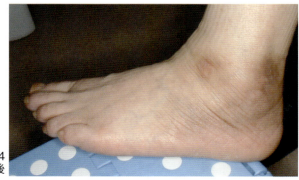

図14
半年後

❖ **症例6** 77歳、女性。

4年前から顔面に大小さまざまな紅斑や丘疹が生じてきた。近医でステロイド外用治療をうけていたが、よくならない。首、手背、背部にも同様の痒みをともなう湿疹が生じてきた。

［既往歴］ 若いときに寒冷蕁麻疹が出たことがあるが、治療で一冬で治った。心臓弁膜症がある。

［現　症］ 150cm、49kg。尿回数7、8回。夜間尿1、2回。浅眠、暖かい水を好む。下痢しやすい。

脈：弦。

舌：やや乾燥。舌下静脈怒張。黄膩苔。

腹：腹力4/5。右胸脇苦満を認める。右下腹部圧痛。

［初診時］ 図のように顔面に紅斑が多くみられ、ほてり感がある。かゆい。

　**温清飲**5g＋**茵蔯五苓散**5gとヒドロコルチゾン軟膏（ロコイド軟膏）5gを処方した。

2週間後、ロコイド軟膏を毎日朝夕の2回塗って、赤味が著明に減少し、かゆみも半減した。

1ヶ月後、いったんよくなっていたが、日によって違い、時に少し赤くなる。

3ヶ月後、ほとんど顔面の紅斑は消退し、首や背部の皮疹も薄くなった。

半年後、目のまわりがかゆく、少し赤い。首や手背にも少し紅斑あり。

　**温清飲**5g＋**梔子柏皮湯**4g、顔面にはレスタミン軟膏30g、手にはヒドロコルチゾン・オキシテトラサイクリン軟膏（テラコートリル軟膏）5gを使用。

9ヶ月後、目の回り赤い。手背にも紅斑。

**温清飲**5g＋**茵蔯五苓散**5g、レスタミン軟膏30gを処方。
　10ヶ月後、顔面の紅斑は略治。背中に少し湿疹がある。手背の湿疹は消退した。

［考　察］　紅斑はやや浮腫気味(病理組織では海綿状態)だが、乾燥感があり、痒みが強いので、茵蔯五苓散でかゆみと浮腫をとり、温清飲の四物湯で潤し、黄連解毒湯で清熱をはかったものです。利水剤はしばしば止痒効果があります。梔子柏皮湯は目の回りが赤くて痒い場合によく奏効します。

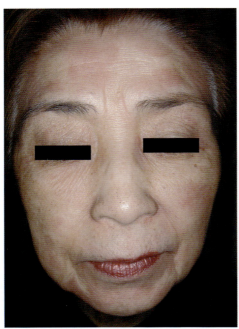

図15

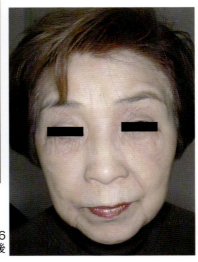

図16
3ヶ月後

❖**症例7** 72歳、女性。

[初　診] 平成24年6月20日。

　5年前より右下腿にかゆい湿疹が生じ、ステロイド軟膏による治療をうけていたが、塗った時はよいが、やめると再発をくりかえすため、来院した。

[家族歴] 妹乳癌。母と妹が糖尿病。

[現　症] 147cm、45kg。疲れやすい。めのくまがある。胸焼け。鼻水。足冷える。足がむくみやすい。腰痛。自汗。寝汗。夜間尿1～2回。ジーという耳鳴。乗り物酔い。紫斑ができやすい。体温が35度台で低い。血液生化学検査では異常なし。

　脈：遅。緊。

　舌：薄白苔。亀裂。淡紅色。舌下静脈怒張。

　腹：腹力4/5。小腹不仁。

[初診時] **当帰飲子** 2.5g ＋ **猪苓湯** 2.5g（朝）

　　　　**桂枝茯苓丸加薏苡仁** 2.5g ＋ **牛車腎気丸** 2.5g（夕）

　　　　外用剤として、強力なステロイド剤のクロベタゾール軟膏（デルモベート軟膏）を5g処方した。

　2週間後、かなり改善したが、まだ皮膚がかさかさと乾燥している。

　　　　同じ漢方と、外用は保湿剤のヒルドイドローション50gに変更した。

　1ヶ月後、色素沈着となる。かゆみなし。夜間尿1回

　　　　**牛車腎気丸** 5g ＋ **当帰飲子** 5g、ヒルドイドローション50g

　2ヶ月後、治癒と認め、終診。

[考　察]　局所で皮膚が肥厚しているときはもっとも強力なステロイド軟膏であるデルモベート軟膏で早く皮疹の消退をはかりますが、漢方薬を併用していると、軟膏中止による再発を防ぐことができます。皮疹は皮膚が肥厚していることより瘀血と考え桂枝茯苓丸加薏苡仁を、カサカ

サして痒みがあるので当帰飲子を、苔癬化には湿熱が関与しているので猪苓湯を、それぞれ選択しました。また易疲労、腰痛、足冷え、夜間尿、耳鳴りより腎虚を考え牛車腎気丸を併用しました。このように皮膚が肥厚している時には、駆瘀血剤、利水剤、清熱剤を組み合わせるとよいと思います。

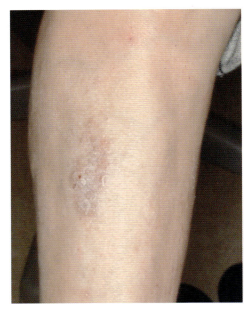

図17

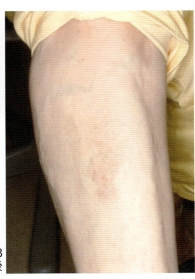

図18
2ヶ月後

## 3 貨幣状湿疹

　貨幣状湿疹とは漿液性丘疹に始まり、水疱、糜爛、結痂をつくる湿潤傾向の強い類円型（貨幣状）の紅斑よりなる湿疹です。非常に痒みが強く、掻爬により容易に拡大したり、また同じような皮疹が全身に散在性に増えて、自家感作性皮膚炎をおこすことがしばしばあります。基礎疾患として、虫刺症、接触性皮膚炎、熱傷、外傷、皮膚感染症、鬱滞性皮膚炎など様々な疾患がありますが、中高年の場合は皮脂欠乏性皮膚炎が、小児・若年者の場合はアトピー性皮膚炎が基礎にあることが多い傾向があります。

　治療としては、強力なステロイドの外用剤が第一選択であり、自家感作性皮膚炎を起こした場合はステロイドの内服が必要な事もあります。ステロイド治療によく反応しますが、再発し易く、年余にわたって皮疹が続き、難治例も少なくありません。

### 貨幣状湿疹の漢方治療

　湿性の皮疹であるので、利水剤がまずあげられます。かつ炎症性なので湿熱と考え、清熱作用も加味した方剤の適用となります。また常在菌による感染も伴っていることがあり、排膿作用も必要です。

　利水剤として、茯苓、蒼朮、沢瀉、猪苓、防已、木通、通草、車前子などを含む処方、また利水作用のみならず清熱作用も有する茵蔯蒿、滑石、および清熱作用が主であるが化湿作用もある黄連、黄芩、黄柏、竜胆草、苦参などを含む方剤などを用いて治療します。排膿・解毒作用のあるのは、桔梗、枳実、薏苡仁、黄耆、甘草、黄芩、黄連、黄柏、山梔子、連翹、等です。

茵蔯蒿湯：茵蔯蒿4　山梔子3　大黄1
　　清熱化湿の薬物のみからなり、湿熱に対する代表的な方剤です。便秘傾向のある者によいのですが、便秘傾向がなくても胃腸が弱くなければ、使えます。かゆみの強い者によく使います。

茵蔯五苓散：茵蔯蒿4　沢瀉6　猪苓4.5　蒼朮4.5　茯苓4.5
　　　　桂皮2.5
　　清熱化湿の茵蔯蒿に五苓散を配合した方剤です。熱証が強くなく湿証の強い状態に用います。

排膿散及湯：桔梗4　枳実3　芍薬3　甘草3　大棗3　生姜1
　　穏やかな清熱剤です。化膿傾向の有る場合に用います。

越婢加朮湯：石膏8　麻黄6　蒼朮4　大棗3　甘草2　生姜1
　　石膏は清熱作用がありますが、燥性がないので、乾燥しすぎることがありません。麻黄で解表し、蒼朮で湿をとり、大棗、甘草、生姜で脾を守ります。

消風散：石膏3　地黄3　当帰3　牛蒡子2　蒼朮2　防風2
　　　木通2　知母1.5　甘草1　苦参1　荊芥1　胡麻1.5
　　　蝉退1
　　あらゆる湿疹に用いられます、使用頻度の高い方剤です。分泌物が多く痂皮形成傾向のある皮膚病に用います。石膏、知母、苦参で清熱し、蒼朮、木通で化湿し、地黄、当帰、胡麻で潤し、防風、苦参、荊芥、蝉退で痒みをとります。

## ❖症例1　55歳、男性。

　48歳のとき、手、指先に滲出性の湿疹が生じ、ステロイド外用で一時的にはおさまるが、やめると再発を繰り返していた。1年半前から自家感作性皮膚炎をおこし、全身に撒布疹をきたし、某皮膚科でステロイド剤で治療をうけているが、改善しないため、来院した。

［既往歴］　小学生から高校生まで喘息。
　20歳から数回自然気胸をおこし、50歳の時手術をうけて治癒した。
［現　症］　175cm、55kg。夜間尿1〜2回。腹力2〜3/5。胸脇苦満軽度。IgE 340IU/ml。
［初診時］　**柴胡桂枝湯**5g＋**茵蔯五苓散**5g＋**排膿散及湯**5g、外用にはクロベタゾール軟膏（デルモベート軟膏）5g＋亜鉛華軟膏（サトウザルベ）15gを混合したものを処方した。

　6週間後、少し乾いてきたが、耳朶がかゆくなり、赤く、汁が出る。ベタメサゾン軟膏（リンデロンVG軟膏）5g処方。手背、下腿に皮疹続く。

　**猪苓湯**5g＋**消風散**5g＋**黄連解毒湯**5gに変方。

　3ヶ月後、下腿の皮疹の中心部が乾いてきた。

　**防已黄耆湯**5g＋**排膿散及湯**5g＋**十味敗毒湯**5gに変方し、外用はボチシートを処方。

　4ヶ月後、次第に手背や下腿の皮疹が乾燥してきて、浸出液がみられなくなった。痒みはある。時々残っていたデルモベート軟膏とサトウザルベを混合したものをつけている。

　**猪苓湯**5g＋**三物黄芩湯**5g

　6ヶ月後、足背の一部に豆粒大の貨幣状湿疹があり、デルモベート軟膏をぬっている。

　**茵蔯五苓散**5g＋**温清飲**5g

　7ヶ月後、下腿、手背、耳介の皮疹はともに色素沈着を残してほぼ治

癒した。

［考　察］　貨幣状湿疹には茵蔯五苓散＋排膿散及湯を第一選択としています。この患者は腹証より柴胡桂枝湯を本治として併用しました。二次感染が考えられる時は排膿作用のある防已黄耆湯や排膿散及湯、十味敗毒湯などを使用し、浸出傾向が目立った時は猪苓湯に変方しましたが、乾きすぎないよう地黄剤を併用しました。貨幣状湿疹を始めから漢方薬のみで治療するのは難しく、初期は強力なステロイド剤の軟膏を併用した方が治りが早いようです。この患者もステロイド軟膏を併用しましたが、全経過を通じて使用したのは、デルモベート軟膏5gとリンデロンVG軟膏5gのみでした。

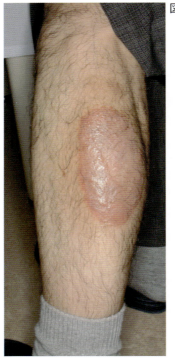

図1

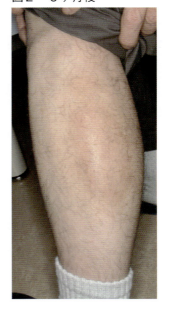

図2　6ヶ月後

湿疹・皮膚炎

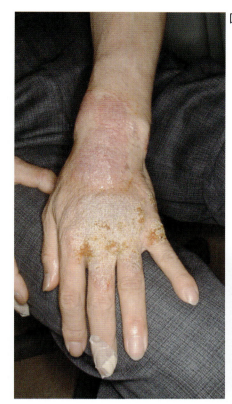
図3

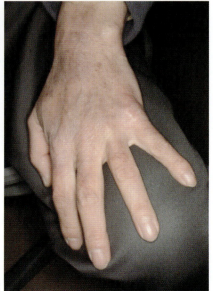
図4
6ヶ月後

排膿散及湯＋茵蔯五苓散

❖**症例2**　60歳、女性。

　13年前顔に貨幣状湿疹が生じ、ステロイド外用剤で速やかに消退したが、その後四肢にかゆい丘疹が出没するようになった。1年半前から急に全身にひろがった（自家感作性皮膚炎）。クロベタゾール軟膏をぬっているが治らない。

［既往歴］　なし。

［家族歴］　母が70歳すぎてから湿疹。長兄と次兄が湿疹体質。

［現　症］　150cm、50kg。

　WBC 4,600/μl。好酸球5％、IgE 21IU/ml、LDH 217IU/ℓ

［初診時］　プレドニン20mg/日内服を開始。外用はマイザー軟膏とした。ステロイド内服は漸減し、漢方治療を開始した。

　　**茵蔯五苓散**5g＋**当帰飲子**5g

　　皮疹は次第に軽減し、3ヶ月後にはステロイド内服を中止した。外用は継続したが、使用量は1ヶ月にジフルプレドナード軟膏5g程度であった。

　半年後、皮疹は乾いて、散在性の丘疹が目立つようになった。痒みはまだある。

　　**桂枝茯苓丸加薏苡仁**5g＋**十味敗毒湯**5g

　11ヶ月後、丘疹は少なくなり、炎症後の色素沈着がみられるようになった。皮膚に乾燥傾向と軽度の痒みがある。

　　**桂枝茯苓丸加薏苡仁**5g＋**消風散**5gに変方。

　1年2ヶ月後、終診。

［考　察］　全身に散布疹が広くみられる自家感作性皮膚炎の場合はステロイドの内服から始める事がよくあります。漢方薬により、ステロイド中止後の再発を防ぐ事ができました。

湿疹・皮膚炎

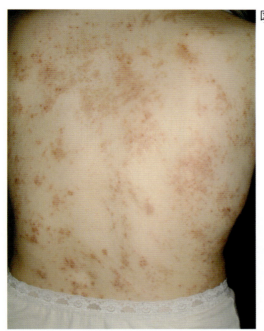
図5

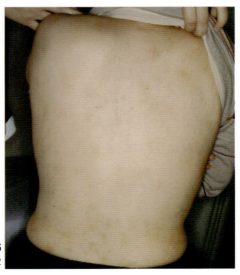
図6
3ヶ月後

各論

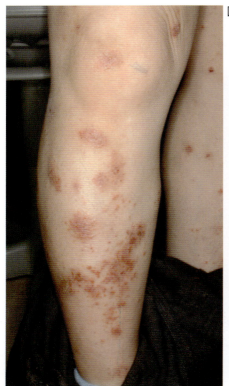

図7

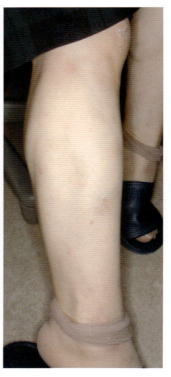

図8
3ヶ月後

❖**症例3**　74歳、女性。
　5ヶ月前、両側下腿に虫に刺され、その後より貨幣状湿疹となり、次第に皮疹の数が増えてきた。
［現　症］　156cm、49kg。夜間尿1回。耳鳴り（突発性難聴後）。頭痛。自汗。下肢静脈怒張。
　脈：沈。

舌:乾燥。粗剥苔。正常赤。
腹:腹力2/5、小腹不仁。足冷たい。

[経過] **消風散**5g+**排膿散及湯**2.5g+**茵蔯五苓散**2.5g、クロベタゾール軟膏5g

2週間後、皮疹は乾いてきた。漢方薬のみ処方。

1ヶ月後、色素沈着を残して完治。

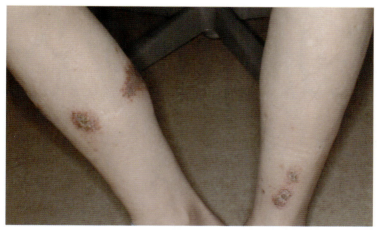

図9

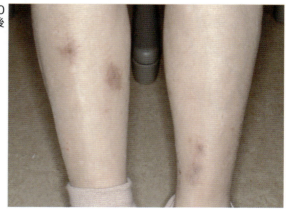

図10
1ヶ月後

消風散+排膿散及湯
+茵蔯五苓散

❖**症例4** 9歳、男子。

[現病歴] 生後1ヶ月よりアトピー性皮膚炎を発症。ずっとステロイド治療をうけていた。2年前の夏より足首に始まり、四肢に貨幣状湿疹を生じた。次第に胸腹部、背部にも撒布疹を生じてきた。

[現　症] 130cm、27kg。
　舌診：正常。

排膿散及湯＋茵蔯五苓散＋桂枝加黄耆湯

図11

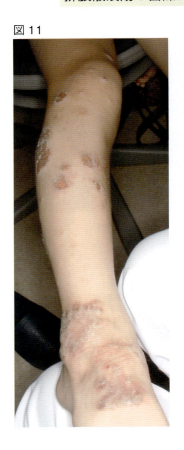

図12　5ヶ月後

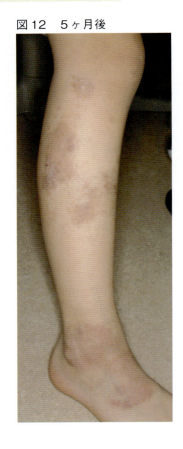

腹証：腹力中等度、腹直筋緊張。甘いものを好む。
IgE 22,000IU/ml、WBC 10,200/μl、好酸球13％、LDH 340IU/ℓ
［既往歴］　6歳のとき小児喘息。風邪ひくと咳がながびく傾向がある。
［家族歴］　弟に花粉症。
［経　過］　**茵蔯五苓散**5g＋**排膿散及湯**5g＋**桂枝加黄耆湯**4g、グリパスCの外用を開始した。

次第に皮疹は乾燥し、痂皮、落屑は消失して、貨幣状湿疹は半年後色素沈着をのこして治癒した。

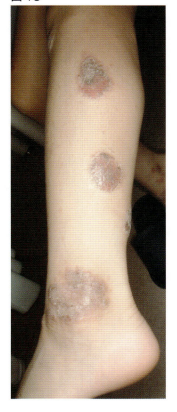

図13

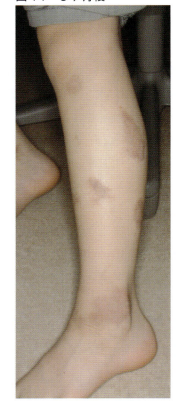

図14　5ヶ月後

❖**症例5** 23歳、男性。

　幼児期よりアトピー性皮膚炎を発症したが、6歳頃にはほとんど皮疹はみられなくなった。高校生になってから再発、16歳のとき貨幣状湿疹が顔から始まり、四肢、躯幹にひろがった。

［現　症］ 167cm、55kg。喘息。花粉症あり。下痢傾向あり。低気圧のとき頭痛。手掌に汗をかきやすい。舌診：正常。腹力良い。胸脇苦満や腹直筋緊張がある。

［家族歴］ 弟、喘息、花粉症。妹も花粉症。

［経過］　初診時、**茵蔯五苓散** 5g ＋ **排膿散及湯** 5g ＋ **辛夷清肺湯** 2.5g ＋ **防已黄耆湯** 2.5g

　　外用は亜鉛華軟膏 50g ＋ 白色ワセリン 50g を混合したものを処方。

3週間後、皮疹は乾いて、浸出液がほとんどみられなくなった。

6週間後、乾いて炎症後の色素沈着となる。ニキビあり。鼻のぐずぐずがなくなった。

　**茵蔯五苓散** 2.5g ＋ **排膿散及湯** 2.5g（朝）
　**桂枝茯苓丸加薏苡仁** 2.5g ＋ **荊芥連翹湯** 2.5g（夕）

2ヶ月後、ニキビ改善。手首の皮疹は色素沈着となって治癒しつつある。

3ヶ月後、顎にニキビ。四肢に小丘疹が少数散在性にみられるようになった。

　**桂枝茯苓丸加薏苡仁** 2.5g ＋ **荊芥連翹湯** 2.5g（朝）
　**十味敗毒湯** 2.5g（夕）

　外用はジフルプレドナート軟膏 5g 処方。

4ヶ月後、四肢の小丘疹は消失。顔面のニキビも改善した。

5ヶ月後、終診。

湿疹・皮膚炎

図15

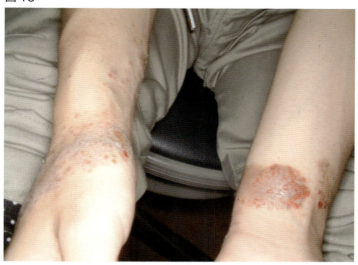

図16　5ヶ月後

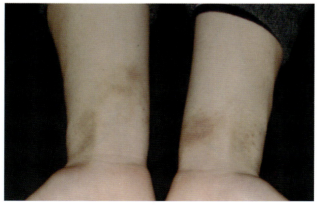

茵蔯五苓散＋排膿散及湯（朝）
桂枝茯苓丸加薏苡仁＋荊芥連翹湯（夕）

図 17

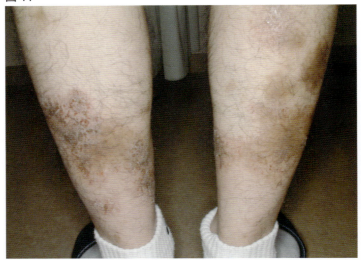

図 18　5ヶ月後

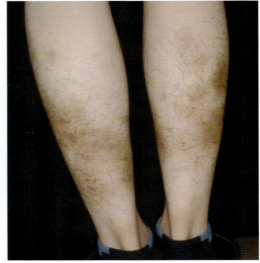

## ❖症例6　47歳、女性。

1年前より下腿に貨幣状湿疹ができ、時々ステロイド軟膏を塗って治療していたが、一進一退であった。

［既往歴］　20歳より手湿疹がある。アレルギー性鼻炎。

［現　症］　150cm、45kg。便通・睡眠・食欲　異常なし。汗普通。
　舌：正常赤。腹力中等度。
　脈：中。

［初診時］　**猪苓湯**5g＋**十全大補湯**5g＋**黄連解毒湯**5g、クロベタゾール軟膏5gを処方。

　3週間後、かなり乾いて、小丘疹を認めるようになった。

　　**消風散**5g＋**茵蔯蒿湯**5gに変方。

　半年後、わずかに小丘疹を認める。**温清飲**5g＋**黄連解毒湯**5gに変方。

　10ヶ月後、治癒。

［考　察］　浸出液が出ている時は湿熱と考え、利水剤と清熱剤を使用するとともに、ステロイド軟膏も併用しました。皮疹が乾いて小丘疹の病態となってからは、ステロイドは中止し、地黄剤に清熱剤を組み合わせました。

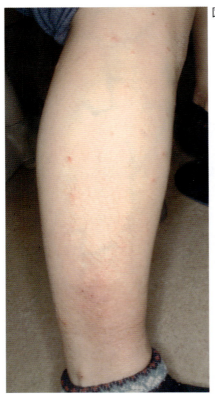

図19

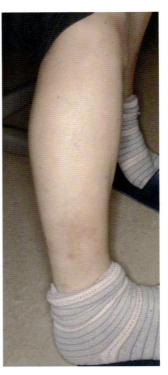

図20

猪苓湯＋十全大補湯＋黄連解毒湯→消風散＋茵蔯蒿湯→温清飲＋黄連解毒湯

❖**症例7**　63歳、男性。
　半年前より大腿に湿疹が出来、次第に両下肢に増えてきた。
［既往歴］　家族歴に特記すべきことはない。
［現　症］　162cm、59kg。便秘なし。睡眠普通。舌が紫青色で舌下静脈の怒張を認める。腹力4/5。平らでやわらかい。IgE　5IU/mℓ未満。
［初診時］　**当帰飲子**5g＋**茵蔯五苓散**5g、クロベタゾール軟膏15g処方。
　3週間後、ほぼ皮疹は色素沈着となって治っている。**当帰飲子**5gを
　　3週間分処方。
　6週間後、終診。
［考　察］　発症してまもなく漢方治療を始めたせいか、治りが早かった症例です。老人の皮膚炎には当帰飲子がもっともよく使われますが、貨幣状湿疹は湿性なので、湿熱に効く茵蔯五苓散を併用しました。

図 21

当帰飲子＋茵蔯五苓散
→当帰飲子

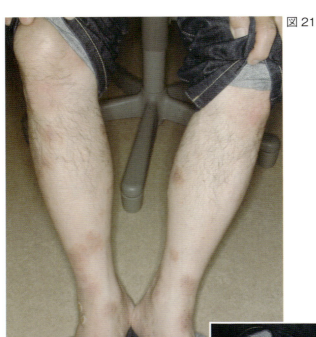

図 22
6 週間後

❖**症例8**　16歳、女性。

　13歳より下肢に貨幣状湿疹が生じ、次第に上肢、躯幹、顔面にも皮疹がひろがってきた。ステロイド外用による治療をうけているが、よくならない。

［既往歴］　喘息、アレルギー性鼻炎。

［家族歴］　父、喘息、アレルギー性鼻炎、弟、喘息、アトピー性皮膚炎。

［現　症］　160cm、57kg。

　四肢、躯幹、手背、足背に皮疹を散在性に認める。IgE 830IU/m$\ell$。

　便秘なし。生理不順あり。生理痛あり。食後の眠気がある。睡眠は普通。頭痛あり、

　脈：滑。

　舌：湿、白膩苔、胖大、歯圧痕。紅色。

　腹：腹力 4/5。胸脇苦満、両側下腹部圧痛。

［初診時］　茵蔯五苓散 5 g＋排膿散及湯 5 g＋桂枝茯苓丸加薏苡仁 5 g、外用はグリパスC。

　1ヶ月後、少し乾いてきたが、肘や膝にはまだ貨幣状湿疹がある。

　　**越婢加朮湯** 5 g＋**十味敗毒湯** 5 g、ベタメサゾンVG軟膏25gを処方。

　3ヶ月後、浸出液はでなくなったが、肘や膝に小丘疹が多い。

　　**桂枝茯苓丸加薏苡仁** 5 g＋**十味敗毒湯** 5 g

　9ヶ月後、膝に少し丘疹は残っているが、以後来院せず。

［考　察］　ステロイド外用剤による治療を長くうけているにもかかわらず、よくならなかったので、始めはステロイドを使わず、治療を開始しました。湿熱の薬である程度皮疹が乾いてから、小丘疹となったので、桂枝茯苓丸加薏苡仁と十味敗毒湯に変方し、またステロイド軟膏も併用しました。全経過を通じて使用したステロイド軟膏の量はベタメサゾンVG軟膏 45gです。

各論

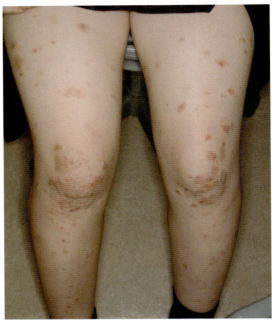

図23

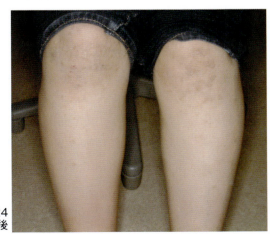

図24
9ヶ月後

茵蔯五苓散＋排膿散及湯＋桂枝茯苓丸加薏苡仁→
越婢加朮湯＋十味敗毒湯→桂枝茯苓丸加薏苡仁＋十味敗毒湯

## 4 脂漏性皮膚炎

　脂漏性皮膚炎は脂漏部位(被髪頭部、眉毛部、鼻唇溝など)に紅斑と落屑を来す疾患で、慢性の経過をとります。原発疹は毛包性で、病因は皮脂成分の質的異常が基底にあります。皮脂成分の一つであるトリグリセライドが常在菌のリパーゼにより分解されて刺激性の遊離脂肪酸になり、炎症が起こります。最近は Pityrosporum ovale が増殖して、その代謝産物が刺激性となることが大きな原因とみなされるようになり、そのためケトコナゾールクリームのような抗真菌剤が使用されるようになりましたが、その効果は充分とはいえません。

　乳児期と成人とでは臨床経過がやや異なります。乳児では顔面に広く紅斑がみられ、頭皮にも黄色い脂性の痂皮が付着していることが多くみられます。これは皮脂腺の発達がまだ未成熟なためもあり、治療としてスキンケアでかなり改善します。成人型はステロイドや抗真菌剤の外用で一時的によくなっても再発をくりかえし、年余にわたって経過することが少なくありません。

### 脂漏性皮膚炎の漢方治療

　皮膚病の漢方治療は随証投与法が基本ですが、この疾患に関しては、しばしば病名投与法でも有効です。

十味敗毒湯：柴胡、連翹、桜皮、桔梗、川芎、防風、荊芥、独活、
　　　　　　茯苓、甘草、生姜

　清熱と袪風の薬物の配合よりなる処方で、脂漏性皮膚炎の第一選択薬です。

　発赤の強いときは、これに黄連解毒湯を合方します。

　炎症症状が慢性化して暗赤色、乾燥、鱗屑を伴うときは、陰虚血

熱による血燥なので、温清飲を合方します。

　脂漏性皮膚炎に十味敗毒湯が有効なのは、脂漏性皮膚炎が毛嚢中心性の小丘疹から始まり、非化膿性の毛嚢周囲炎であるからと推測されます。

**麻杏薏甘湯：麻黄、杏仁、薏苡仁、甘草**
　おもに頭部にフケの状態でみられる脂漏性皮膚炎に有効です。
　麻黄・薏苡仁は祛風湿薬で、杏仁は燥湿化痰、それに調和の甘草より構成されます。
　麻杏薏甘湯は疣贅（イボ）のほか、汗疱や進行性指掌角皮症、アトピー性皮膚炎などで小水疱や乾燥してうすく皮がむけるような場合などに使用します。
　この方のみでは効果が弱いので、しばしば消風散や荊芥連翹湯、治頭瘡一方などと合方します。

**荊芥連翹湯：清熱補血剤の温清飲に、柴胡、薄荷、荊芥、連翹、**
　　　　　　**防風、白芷、桔梗、枳実、甘草**
　を加えた方剤です。柴胡、連翹、薄荷などの祛風の薬物の配合があることは、皮膚、体表部への効果を強め、また薄荷、桔梗、川芎などは、体の上部に働かせる目的があります。連翹の化膿抑制、柴胡の消炎、薄荷の止痒、桔梗の排膿の作用が加わり、清熱解毒、排膿、止痒作用があります。
　脂漏性皮膚炎の病理組織像では毛包周囲に多核球の浸潤がみられます。尋常性痤瘡（ニキビ）でも同様の浸潤がみられ、荊芥連翹湯がニキビに有効であることから脂漏性皮膚炎にも効果があるのはうなづけます。

❖**症例1**　39歳、女性。
［現病歴］　1年前から顔面に紅斑が生じ、皮膚科でステロイドの外用剤で治療をうけていたが、治らないため来院した。
［既往歴］　家族歴とも特記すべきものなし。
［現　症］　160cm、52kg。生理不順や生理痛はない。便通正常。
　鼻唇溝や鼻の下、口の周りに小紅斑及び丘疹が目立つ。痒みはない。**十味敗毒湯**7.5g内服とケトコナゾールクリームの外用を開始した。1ヶ月後より徐々に紅斑はめだたなくなり、半年後ほぼ完治した。

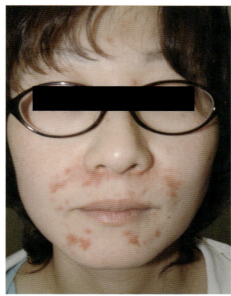

図1　初診時

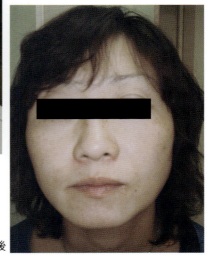

図2　4ヶ月後

❖**症例2** 42歳、男性。
［現病歴］ 1年前より眉間や鼻の周囲、鼻唇溝、顎などに小紅斑、丘疹が生じてきた。痒みはない。近医で治療をうけているが、治らない。
［現　症］ 168cm、68kg。便通正常。
　脈：実。
　舌：薄白苔。腹力良。
　ケトコナゾールクリームの外用と十味敗毒湯7.5gを処方。次第に紅斑はうすくなり、2ヶ月後、ほとんど治癒した。

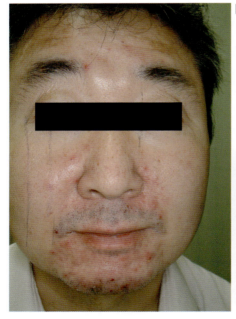

図3　初診時

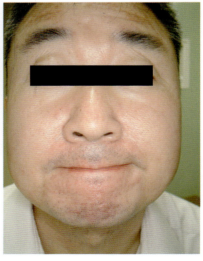

図4　2ヶ月後

❖**症例 4**　44 歳、女性。

[初　診]　2 年前より鼻の下が赤くなり、時にかゆみを覚えていた。某皮膚科でステロイドの外用による治療をうけていたが、無効であった。

[既往歴]　アレルギー性鼻炎（10 年前から毎年春先に）

[現　症]　160cm、53kg。便通、睡眠は異常なし。月経痛、肩こりがある。側弯症。

脈：中。
舌：やや乾燥、薄い白黄苔。歯圧痕。やや青っぽい。
腹：腹力中等度。胃内停水。心下悸を触れる。臍下不仁。
IgE 180IU/mℓ。スギ＋ 4、ヒノキ＋ 3。

[経　過]　初診時、鼻唇溝にそって、紅斑がみられる。表面を触るとざらざらした感じがある。

　　**加味逍遙散** 7.5g ＋**十味敗毒湯** 7.5g。アレジオン 1 錠。

　1 ヶ月後、あまり変化ない。かゆみが強い。みぞおちが痛いような気持ち悪さがある。

　　**半夏瀉心湯** 7.5g ＋**十味敗毒湯** 7.5g。トランサミン 3 錠。

　2 ヶ月後、紅斑が少しうすくなり、痒みも半減した。しかし、なんとなく体がむくみっぽい。ことに手がむくむ。

　　**半夏瀉心湯** 5g ＋**十味敗毒湯** 5g ＋**胃苓湯** 5g

　3 ヶ月後、著明に改善し、初診時の様な触ってざらざらした感じはなくなった。

　4 ヶ月後、わずかに紅斑がのこっているが、痒みはない。のんでいると胃の調子が良いと、患者の希望で同じ漢方を続け、1 年後終診となった。

[考　察]　この症例に病名投与で十味敗毒湯を使用しましたが、無効でした。胃症状より半夏瀉心湯や胃苓湯を併用してから、改善がみられるようになりました。病名投与でうまくいかない時は随証投与にきりかえ

るとよいようです。

図7

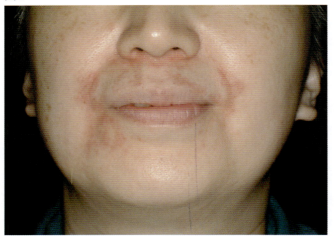

図8 10週後

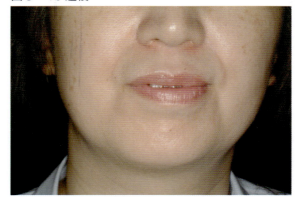

半夏瀉心湯＋十味敗毒湯＋胃苓湯

### ❖症例5　57歳、女性。

10年前から冬になると頬が赤くなり、ヒリヒリした刺激感があったが、夏になると治っていた。

3ヶ月前の10月末から頬があかくなり、口のまわりに赤い小丘疹がみられるようになった。某皮膚科でステロイド外用による治療をうけているが、無効。

［現　症］　便通は数日に1回。最近ジーという耳鳴りがある。イライラ、のぼせがある。肩こり。汗は普通だが、夏は多汗。寒がり。

脈：洪大。

舌：やや乾燥。白苔。淡紅色。

腹：腹力中等度。ややへこんでいる。動悸。胃内停水が著明。左胸脇苦満あり。

［経　過］　X年2月初診。（図9）　**桂枝茯苓丸加ヨクイニン**5g＋**黄連解毒湯**5g。ステロイド使用を中止。

1週間後、ステロイドを中止したため、顔面が真っ赤になった。レスタミンクリームの外用を始める。

3週間後、鼻唇溝と目の周囲に誘因なく小水疱がびっしり出現した。（図10）

**越婢加朮湯**7.5g＋**三物黄芩湯**7.5g

4週間後、水疱は融合してやや大きくなり、かゆい。

**桂枝茯苓丸加薏苡仁**5g＋**越婢加朮湯**5g＋**三物黄芩湯**5g

6週間後、改善してきて、水疱はわずかとなった。

**茵蔯五苓散＋排膿散及湯**

2ヶ月後に水疱は消失し、顔面の紅斑もうすくなった。

**消風散＋黄連解毒湯**

4ヶ月後、紅斑はわずかとなった。（図11）

5ヶ月後、紅斑はわずかとなったが、さわると少しザラザラしていた

ため、**消風散＋五苓散**に変方した。

8ヶ月後、ほぼ治癒した。(図12)

[考　察] 始めは頬が赤く、酒さの様でしたが、鼻唇溝にそって赤味が残り、脂漏性皮膚炎と診断しました。

顔面紅斑には桂枝を含む桂枝茯苓丸加薏苡仁が奏効しました。水疱出

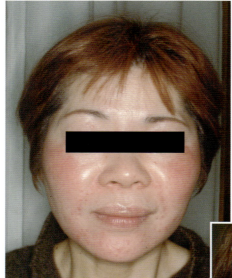

図9　初診時

桂枝茯苓丸加薏苡仁＋
黄連解毒湯

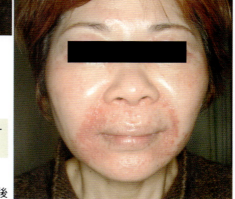

越婢加朮湯＋
三物黄芩湯

図10　3週間後

現は脂漏性皮膚炎にしては奇異な感じがしましたが、利水剤である越婢加朮湯や茵蔯五苓散で水疱は消失しました。その後は消風散が奏効しました。

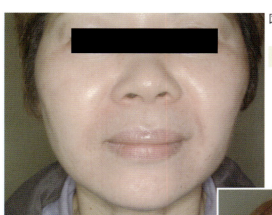

図11　4ヶ月後

消風散＋黄連解毒湯

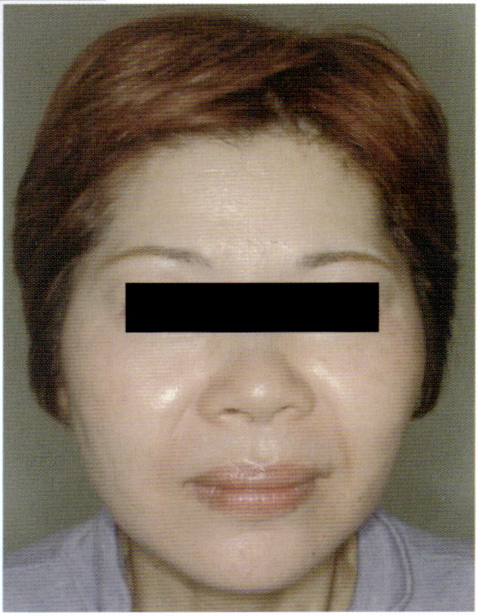

図12
8ヶ月後

❖**症例6** 56歳、男性。

1年前から頭皮がかゆくなり、フケが出始めた。

［現　症］頭皮に広く紅斑と落屑がみられる。162cm、58kg。便通、睡眠、食欲に異常なし。肩こりがある。

　舌：濃赤色。薄白苔。舌下静脈軽度怒張。

　脈：中。

　腹：腹力4/5。腹壁は平ら。

［初診時］**麻杏薏甘湯**5g＋**温清飲**5gを開始。

2週間後、紅斑がうすくなり、痒みが半減した。ふけも減った。

1ヶ月後、ほぼ治癒。

［考　察］フケがでる脂漏性皮膚炎には麻杏薏甘湯が第一選択肢となります。頭皮が乾燥し、赤いので温清飲を合方しました。

図13

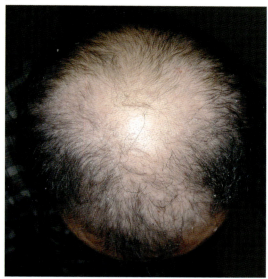

図14　1ヶ月後

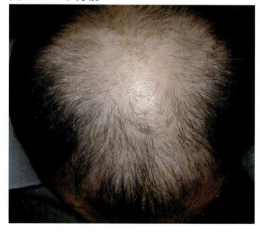

麻黄薏甘湯＋温清飲

❖**症例7**　72歳、男性。

2年前より頭皮に厚く白い鱗屑を付着した小紅斑が数カ所生じた。瘙痒を伴う。近医でステロイドの外用剤で治療を受け、付けた時はよくなるが、やめると再発を繰り返すため、来院した。

［既往歴］　1年前、硬膜下血腫の手術。

［現　症］　165cm、62kg。睡眠、便通、排尿に異常はない。

　脈：浮沈中間。遅。実。

　舌：やや青っぽい。薄白膩苔。

　腹：腹力良。小腹不仁あり。

［経　過］　**治頭瘡一方**5g＋**消風散**5g。外用はいままでと同じベタメサゾンVGローションを使用。

　2週間後、痒みが激減し、1カ所のみ白い鱗屑付けた小紅斑が残っているが、ステロイドの外用は殆どしなくてよくなった。

　4週間後ほぼ完治した。

［考　察］　頭皮の脂漏性皮膚炎には麻杏薏甘湯が第一選択肢ですが、この患者の場合、鱗屑が厚いため、麻杏薏甘湯では力不足と思い、治頭瘡一方と消風散のような清熱作用の強いものを選択しました。

湿疹・皮膚炎

図15

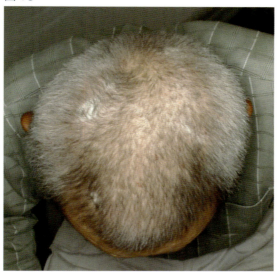

図16　4週間後

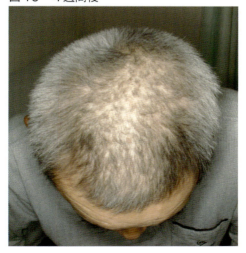

治頭瘡一方＋消風散

115

# 結節性痒疹

　痒みの強い5mm～2cmまでの丘疹が主に四肢に出現し、非常に慢性の経過をとる疾患です。個々の皮疹は孤立性であり、融合して局面を呈することはありません。

　はじめは虫刺され様の丘疹が出現し、激しい瘙痒のためにかきむしっているうちに、びらんや血痂、痂皮を形成し、暗褐色の硬い丘疹や結節へと進行します。

　治療法は、ステロイド外用剤の塗布やODT（密封療法）が第一選択ですが、ステロイドの局注、液体窒素圧抵法、光線療法なども行われます。重症例に対して、ステロイドやシクロスポリンの内服を短期間行うこともあります。

## 結節性痒疹の漢方治療

　結節性痒疹の病理組織像では、表皮の肥厚と真皮上層の炎症性細胞浸潤が認められます。

　表皮の肥厚を瘀血と考え、炎症性細胞浸潤を湿熱と考えて、処方を選択します。

### 1）桂枝茯苓丸加薏苡仁

　瘀血の代表薬である桂枝茯苓丸に薏苡仁を加味した方剤です。

　薏苡仁はいぼにも効くように、角化性、丘疹性の疾患に有効です。

　薏苡仁の薬理作用は湿熱をとり、排膿作用、消腫作用がありま

す。また健脾作用もあるので、脾胃の弱った者にも適しています。

2）通導散

　駆瘀血作用の強い方剤です。便秘がない者でも炎症が強ければ、使用できます。長年の経過で肝気がそこなわれている場合があるので、気剤を含む本剤はしばしば本症に有効です。

3）茵蔯五苓散

　湿熱をとるが、除湿作用＞清熱作用です。蕁麻疹に頻用されるように、痒みを抑える作用があります。

4）茵蔯蒿湯

　湿熱をとるが、除湿作用＜清熱作用です。同じく蕁麻疹に多用されるように、かゆみをとる作用があります。便秘傾向のある者に適しています。

5）竜胆瀉肝湯

　湿熱と肝火のある者に使用します。地黄を含むので、利水により乾燥しすぎるのを防ぐ働きがあります。

6）黄連解毒湯

　清熱剤の基本薬です。痒みをおさえる作用が強力です。連用すると皮膚が乾燥したり、脾胃を傷めるので、注意が必要です。

7）温清飲

　清熱剤の黄連解毒湯と、補血の四物湯との合剤です。痒みをとる作用はあまり強くありませんが、血虚による皮膚乾燥のかゆみには有効です。

8）当帰飲子

　血虚による痒みと、黄耆をふくむので、皮膚機能の改善に有効です。やや虚証の者に使用することが多いです。

## ❖症例1　67歳、男性。

　4年前から腰部に始まり次第に痒みの強い硬い丘疹が四肢、躯幹、顔面に多数生じてきた。いろいろな皮膚科に通ったが、いずれもステロイドの外用と抗ヒスタミン剤の内服による治療で、効果がなかった。

［現　症］　154cm、52kg。便秘なし。夜間尿1回。気力の低下があり、イライラする。足はほてる。

　脈：右の寸脈が尺脈より強い。数。

　舌：厚い白苔、胖大、紫青色、舌下静脈怒張。

　腹：腹力4/5、左胸脇苦満。

　WBC 5,400/μl（好中球62.6%、好酸球16.5%）、IgE 610IU/mℓ。

［初診時］　躯幹、四肢、顔面に硬い丘疹を孤立性に多数認めた。ステロイドの外用を中止して、漢方治療を開始した。（図1）

　**茵蔯五苓散**7.5g + **当帰飲子**7.5g、ヒドロキシジンP（アタラックスP）3カプセル、タンドスピロン（セディール）1錠、外用はグリパスCを用いた。

　2週間後、痒疹は平らになってきたが、下肢に浮腫がみられ、躯幹、四肢に紅斑が瀰漫性に出現してきた。これはステロイド中止によるリバウンド現象と思われた。（図2）

　**猪苓湯**5g + **茵蔯蒿湯**5g

　2ヶ月後、**茵蔯五苓散**5g + **桂枝茯苓丸加薏苡仁**5g + **黄連解毒湯**2.5gとし、強力なステロイド（ジフルプレドナート軟膏）の外用も併用することとした。

　5ヶ月後、背中の紅斑、背中の紅斑はかなり薄くなった。（図3）

　6ヶ月後、急に悪化し、慢性湿疹のようになり、痒みがひどく、眠れないようになった。

　このため、ステロイドの内服を開始した。プレドニン15mgより始め、漸次減量し、3ヶ月間使用した。漢方は**竜胆瀉肝湯**5g + **黄連**

解毒湯5g＋通導散2.5gにしたところ、非常に改善し、ステロイドを中止できた。

1年後、軟便になったので、茵蔯蒿湯5g＋桂枝茯苓丸加薏苡仁5g＋十味敗毒湯5gに変方。顔面、背部、下肢の皮疹はほぼ消失。腹部に軽度皮疹がみられるのみとなった。(図4)

［考　察］　この患者には瘀血と湿熱があります。駆瘀血剤＋清熱剤＋利水剤を組み合わせて使いました。炎症が強い時は駆瘀血剤の中でも強力な通導散を用います。炎症が強い場合は軟便や下痢になりませんが、炎症がおさまってくると、下痢傾向となるので、その時は通導散を減量、もしくは中止して桂枝茯苓丸に変方するとよいです。湿熱に対して、茵蔯五苓散や猪苓湯、竜胆瀉肝湯を用いました。

難治性の皮膚疾患で、患者さんの苦しみが強い場合には、漢方治療にステロイドの外用や内服を併用することも必要です。

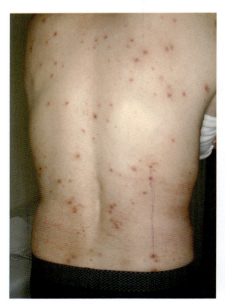
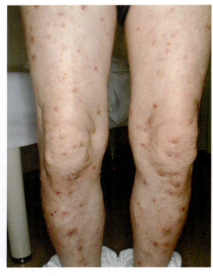

図1　初診時

結節性痒疹

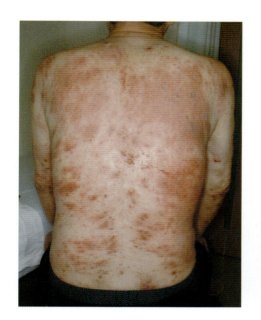
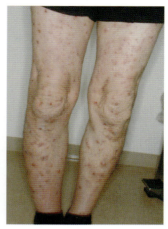
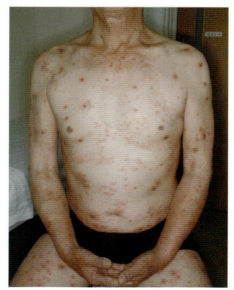

図2
2週間後

各論

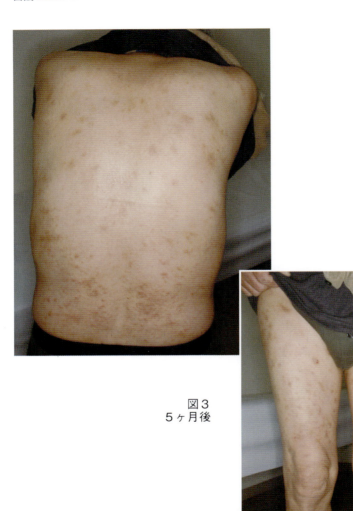

図3
5ヶ月後

結節性痒疹

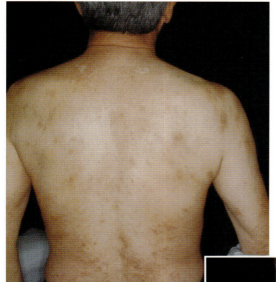

図4
1年後

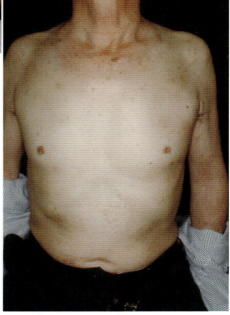

❖**症例2**　55歳、男性。

　2、3年前より両下腿に痒疹が出現し、少しづつ増えてきた。市販の外用剤で治療していた。
［既往歴］　40歳のとき喘息。2年で治った。53歳、下肢の静脈血栓症。
［家族歴］　母、喘息。
［現　症］　170cm、64kg。たまに軟便になる。夕方足にむくみがくる。肩こりがひどい。汗かき。手にも汗をかく。寒がり。自分は神経質で短気、という。

　脈：弦。

　舌：乾燥、無苔。舌下静脈怒張。濃赤色。

　腹：腹力4/5。胸脇苦満あり。
［初診時］　両下腿に暗褐色の硬い丘疹を数個みとめた。痒みが強い。

　　**茵蔯五苓散**5g＋**桂枝茯苓丸加薏苡仁**5gを開始。

　2ヶ月後、かなり丘疹が平らになった。

　　**桂枝茯苓丸加薏苡仁**5g＋**温清飲**5g

　5ヶ月後、ほぼ治癒し、終診。
［考　察］　痒疹に対し、茵蔯五苓散と、既往歴や舌診より瘀血の体質と考え、桂枝茯苓丸加薏苡仁を使用しました。

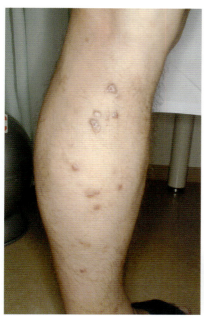

図5
初診時

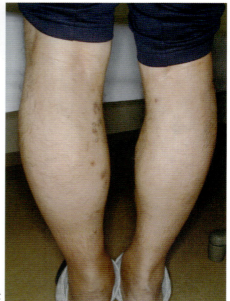

図6
5ヶ月後

### ❖症例3　37歳、女性。

1年半前の夏、海へ行って数カ所虫にさされたあとが秋になっても治らなかった。始めは水疱だったが、次第に丘疹となり、四肢に増えてきた。某皮膚科でステロイド外用による治療をうけているが、効果がない。

［現　症］　四肢に赤い漿液性丘疹が散在性に多数認められる。かきむしって、小さい糜爛、痂皮となったものもある。痒みが強い。160cm、52kg。やや便秘がち。軽度の月経痛がある。浅眠傾向。肩こりあり。足は冷える。腹力2/5。胃内停水を認める。

　　当帰飲子5g＋茵蔯五苓散5g、外用はグリパスC。

2週間後、痒みが減少したが、じんましん様の紅斑が四肢に出た。

6週間後、皮疹の半分以上は平らになり、色素沈着となり、蕁麻疹もでなくなった。

［考　察］　慢性丘疹性蕁麻疹ともいわれる亜急性痒疹の症例です。水疱からはじまり、その後も漿液性丘疹が主体でしたので、利水剤が必要と考え、茵蔯五苓散を選択しました。腹力から虚証と判断し、痒みをともなう皮膚炎に効く当帰飲子を合方して、奏効したものです。

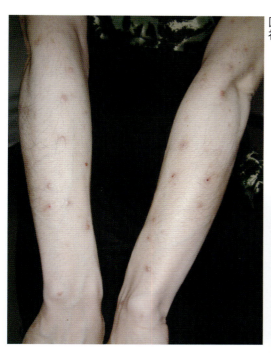

図7
初診時

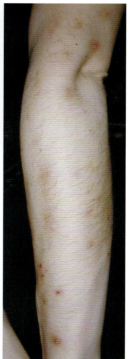

図8
1ヶ月後

# 尋常性痤瘡

　いわゆる"ニキビ"のことで、10代～30歳代までの若い男女に多く、顔面、前胸部、背部などの脂漏部位に好発する毛包炎で、丘疹、膿疱を呈します。発症因子としては、以下の様なものがあります。

　1）内分泌因子・・・思春期でテストステロンの分泌が増加し、皮脂分泌を亢進します。
　2）角化因子・・・・皮脂成分が細菌によって分解されて遊離脂肪酸が発生すると、これが毛漏斗部を刺激して角化をひきおこします。また不潔や局所の刺激によっても毛漏斗部が塞がれます。これらの原因によって皮脂の貯留が増すと、初発疹である面疱を形成することになります。
　3）細菌性因子・・・毛漏斗部の常在菌であるアクネ桿菌などが皮脂のトリグリセライドを分解して遊離脂肪酸を生成し、これが毛包を破壊して炎症反応を引き起こします。また細菌自身も毛包破壊、炎症を起こします。
　4）その他の原因・・遺伝性因子や年齢、食事、ストレス、石鹸や化粧品などの外的因子などが複雑に関与しています。

## 尋常性痤瘡の治療

### 1）日常生活の改善

規則正しい生活を守ることが大切です。夜更かしすると、どうしても顔面に手がいく回数がふえ、皮膚に余分な刺激を与えることになるとともに、疲れが皮膚に悪影響を与えます。食事内容も大切で、野菜を十分にとること、脂肪をとりすぎないこと、良質の蛋白質をとり、糖分をひかえ、ピーナッツやチョコレートの摂取を止めることなどを指導します。化粧品や洗顔についても、十分な注意が必要です。

### 2）抗生物質

テトラサイクリン系抗生物質の内服やイオウカンフルローションの外用を行います。最近ではレチノイド系薬剤の外用薬も使われるようになりました。

## 尋常性痤瘡の漢方治療

ニキビは毛嚢の化膿性疾患なので、化膿を抑え、抗炎症作用として働く方剤があげられます。次に性ホルモンと関係があるところから、月経異常などを是正するためにも、駆瘀血剤が必要になります。また、便秘や胃腸障害をなくし、胃腸の状態をととのえることも必要です。

### 1）抗炎症・解毒薬

清上防風湯：黄芩2.5　桔梗2.5　山梔子2.5　川芎2.5　防風2.5
　　　　　　白芷2.5　連翹2.5　黄連1　甘草1　枳殻1
　　　　　　荊芥1　薄荷1

黄連・黄芩・山梔子は協力して強い消炎抗菌作用を示します。連

翹・桔梗・防風・荊芥・枳殻は清熱作用があり、炎症を抑えます。尋常性痤瘡の代表的な薬方で、熱を帯びた赤い丘疹や膿疱が顕著な場合に使用します。

荊芥連翹湯：黄芩1.5　黄柏1.5　黄連1.5　山梔子1.5　地黄1.5
　　　　　　芍薬1.5　川芎1.5　当帰1.5　桔梗2　枳殻1.5
　　　　　　荊芥1.5　柴胡2　薄荷1.5　白芷2　防風1.5
　　　　　　連翹1.5　甘草1.0

　四物湯＋黄連解毒湯に、風熱をのぞく荊芥、防風、薄荷、白芷を加え、柴胡で少陽厥陰の邪熱を瀉し、桔梗、連翹で排膿し、枳殻、甘草で胃腸をととのえます。皮膚が浅黒く、筋肉質で、胸脇苦満や腹直筋の緊張があり、化膿しやすく、手に汗をかく者に使用します。

排膿散及湯：桔梗4　甘草3　枳実3　芍薬3　大棗3　生姜1

　排膿散と排膿湯を合方したものです。排膿散は癤や癰、皮下膿瘍などのしこりとなって、痛み、排膿しがたい場合に用います。排膿湯はすでに口が開き膿がでているものに使用します。清熱、解毒、排膿作用があるので、各種の化膿性皮膚炎に用いられます。

十味敗毒湯：桔梗3　柴胡3　川芎3　茯苓3　樸樕3　防風1.5
　　　　　　独活1.5　甘草1　荊芥1　生姜1

　虚実中間証で、あまり赤味が強くない場合に用います。胸脇苦満がなくても使えます。

黄連解毒湯：黄連2　黄芩3　黄柏1　山梔子2

　黄連・黄芩・黄柏には皮脂分泌抑制作用や抗菌作用があります。

比較的体力のある、赤ら顔で、のぼせ症で、気分が落ち着かず、イライラしていて、ときに出血傾向がある様な者を対象としている薬方です。脈は数で力があり、舌は紅色で黄苔をみます。

## 2）駆瘀血剤

**桂枝茯苓丸加薏苡仁**：桂枝3　芍薬3　桃仁3　茯苓3　牡丹皮3
　　　　　　　薏苡仁10

　駆瘀血剤の標準的薬方の桂枝茯苓丸に薏苡仁を加えたものです。桂枝茯苓丸は月経異常や肩こり、のぼせ、舌下静脈の怒張、下腹部の圧痛などの所見が有る者に使用されます。薏苡仁は湿熱をとり、排膿し、健脾止瀉の作用がありますので、幅広く使用され、女性ばかりでなく、男性にも応用されます。

**桃核承気湯**：桃仁5　桂皮4　大黄3　甘草1.5　芒硝2

　便秘傾向のある実証の駆瘀血剤です。頭痛やのぼせ、眩暈、肩こり等があり、月経不順、月経困難や月経時の精神不安の傾向のある者に使用します。腹証では下腹部は鞕満気味で、著明な下腹部の圧痛（小腹急結）が認められます。

**加味逍遙散**：柴胡3　芍薬3　白朮3　当帰3　茯苓3　山梔子2
　　　　　　牡丹皮2　甘草1.5　生姜1　薄荷1

　体質がやや虚弱で、心気症的傾向のある不定愁訴や易疲労感、冷え症で、月経異常があり、ときに便秘傾向のある者に使用します。

**当帰芍薬散**：当帰3　芍薬4　川芎3　白朮4　沢瀉4　茯苓4

　色白の痩せ型で、冷え症で、むくみ傾向のある者に使用します。ニキビはあまり赤くなく、炎症は強くありません。薏苡仁とあわせ

て使うといいです。

## 3）胃腸異常に対処する方剤
大黄甘草湯：大黄4　甘草2

　便秘の基本処方です。虚実中間証で、使いやすい方剤です。

桂枝加芍薬大黄湯：桂枝4　芍薬6　大棗4　甘草2　大黄2
　　　　　　　生姜1

　太陰病で、比較的体力のない人で、腸内の停滞感、腹満などを伴い、便秘する者に使います。

半夏瀉心湯：半夏5　黄芩2.5　黄連1　甘草2.5　乾姜2.5
　　　　　人参2.5　大棗2.5

　少陽病期で、みぞおちがつかえ、悪心・嘔吐があり、食欲不振や軟便傾向のある者に使用します。ことにニキビが口のまわりに目立つ場合に使用します。

六君子湯：人参4　白朮4　茯苓4　半夏4　陳皮2　甘草1
　　　　大棗2　生姜0.5

　胃腸虚弱で胃内停水があり、食欲不振、疲れやすい、貧血症で手足が冷える者に使用します。

## 各論

❖ **症例1**　22歳、女性。

　4年前よりニキビが目立つようになり、治療を受け始めた。ミノサイクリンやロキシスロマイシンの内服や、ビタミン剤、ケミカルピーリング、フォトフェイシャルアクネス、皮脂分泌抑制作用のあるビタミンC誘導体ローション外用などさまざまな治療をうけてきたが、無効。一時十味敗毒湯や清上防風湯も出されたが、効果がなかったという。

［現　症］顔面に真っ赤で大きな丘疹、膿疱を多数みとめる。167cm、50kg。便秘はない。軽い月経痛があり、月経前にはイライラするという。肩こりや足の冷えは軽度。目が充血しやすい。腹力は4/5。胸脇苦満。腹直筋緊張。下腹部両側圧痛あり。脈は弦。

　舌：舌下静脈軽度怒張。やや暗赤色。

　初診時、もうすぐ月経が始まるというので、**芍薬甘草湯**5gを処方。

　2週間後、皮脂が少し減少した。赤味もやや減退傾向がある。

　　**桂枝茯苓丸加薏苡仁**7.5g ＋ **黄連解毒湯**5g

　4週間後、赤味がかなり減少し、膿疱の数が減ってきた。

　6週間後、膿疱は消失した。額の赤味も減少した。丘疹が数個みられる。

　4ヶ月後、ふたたび小膿疱が数個生じ、便秘気味となった。

　　**桂枝茯苓丸加薏苡仁**5g ＋ **柴胡桂枝湯**5g

　5ヶ月後、便通がよくなり、目が充血しなくなった。

　7ヶ月後、細かい小丘疹が少しあるが、かなり改善した。

　　**桂枝茯苓丸加薏苡仁**2.5g ＋ **黄連解毒湯**2.5gをしばらく継続することとした。

［考　察］女性で月経に伴ういろいろな症状がある場合は駆瘀血剤が第一選択となります。この患者には清上防風湯や十味敗毒湯などニキビに対する病名投与法が無効でしたが、桂枝茯苓丸加薏苡仁に清熱剤の黄連解毒湯を足すことで、著効をみました。

尋常性痤瘡

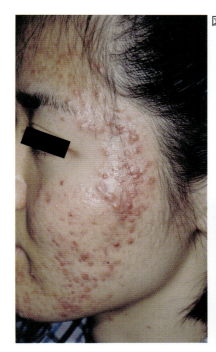

図1

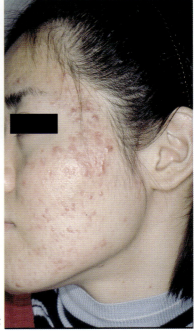

図2
1ヶ月後

各論

図3　1年後

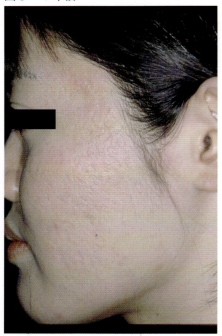

❖**症例2**　18歳、女性。

　15歳ごろよりニキビができはじめたが、初診3ヶ月前より顔全体にニキビが増え、目立つようになってきた。
［既往歴］　扁桃炎や中耳炎をおこしやすい。虫刺されの跡が消えにくい。アレルギー性鼻炎がある。

［家族歴］　兄が小児喘息。姉がアレルギー性鼻炎。
［現　症］　158cm、50kg。便秘なし。月経不順がある（20日から35日間隔）。月経痛ひどい。経血量も多い。足冷える。

舌証：正常。腹力4/5。

［経　過］　**桂枝茯苓丸加薏苡仁** 7.5g＋**黄連解毒湯** 5g

これにより次第に改善した。月経不順も改善し、ほぼ規則正しく来るようになった。

8ヶ月後、**桂枝茯苓丸加薏苡仁**のみとする。

1年後、月経痛があるので、月経前から**温清飲** 5g＋**芍薬甘草湯** 5g
　を2週間、その後2週間は**桂枝茯苓丸加薏苡仁**を7.5gとする。

1年半後、転居により終診。

図4　初診時

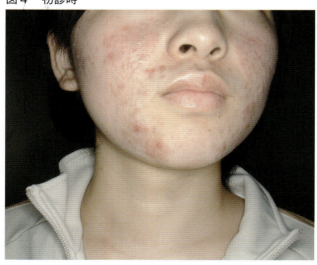

各論

図5　5ヶ月後

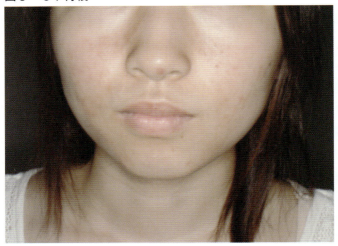

図6　1年半後

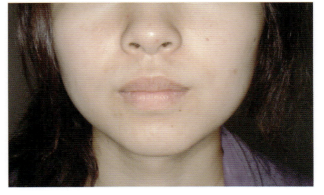

## ❖症例3　27歳、女性。

　高校生の頃よりニキビが出来はじめ、最近増えてきた。便秘気味で3、4日出ないことが多い。月経前に悪化する傾向がある。月経時、下腹が痛み、頭痛や吐き気がある。手足が冷え、夕方足がむくむ。朝だるくておきづらい。イライラする。160cm、60kg。腹力良い。左下腹部圧痛あり。

［現　症］　顔下半分に膿疱が目立つ。桃核承気湯5gを開始。

　3ヶ月後、便通が1～2日に1回でるようになった。膿疱が減ってきた。

　半年後、**桃核承気湯**をのむと、軟便になる。**加味逍遙散**5gに変方。

　1年後、便は硬いが、毎日出る。小さいニキビが口のまわりにみられる。ひきつづき漢方継続。

［考　察］　月経時に体調が悪くなり、便秘があり、イライラ感があること、下腹部の圧痛より、桃核承気湯の証と考え、奏効したものです。しばらく同方を続けると便秘が改善されてきて、もはや桃核承気湯の証ではなくなり、より虚証むけの加味逍遙散で効くようになりました。

図7

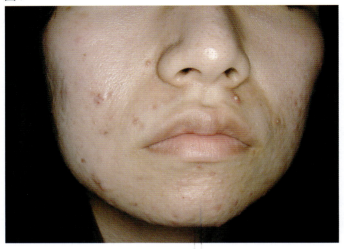

図8 4ヶ月後

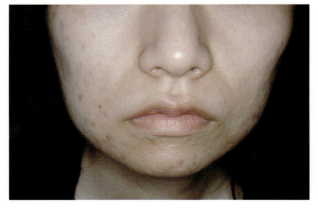

### ❖症例4　28歳、男性。

17歳からニキビが出来はじめた。

［現　症］　168cm、91kg。甘いものが好き。便秘なし。自汗。鼻炎がある。寝汗をかく。色白。

舌：やや黄色がかった白膩苔。正常赤色。

腹部：腹力5/5。膨満。血液生化学検査は正常。

　　**荊芥連翹湯** 5g ＋ **防風通聖散** 5g。

2ヶ月後、体重が87.6kgに減少。ニキビは膿疱の数が減ってきた。

半年後、体重86kgとなる。膿疱は顎に数個ある。

　　**清上防風湯** 5g ＋ **黄連解毒湯** 5g

2年後、体重84.4kg。膿疱は顎に2、3個認めるのみで、顔の赤味も減少した。まだ黄苔あり。やや軟便となる。

　　**清上防風湯** 5g ＋ **黄連解毒湯** 2.5g ＋ **半夏瀉心湯** 2.5g

2年半後、膿疱はなく、丘疹も平らになってきたので、終診とした。

［考　察］　血液生化学的検査では高脂血症などの異常はみられませんでしたが、体型よりメタボリック症候群の予備軍と考え、防風通聖散を選択しました。これにより体重も減少してきて、清上防風湯の効果があらわれてきました。黄苔なので黄連解毒湯を少し加え、またやや軟便傾向がでてきましたので半夏瀉心湯を加え、胃腸の状態をととのえることにしました。

各論

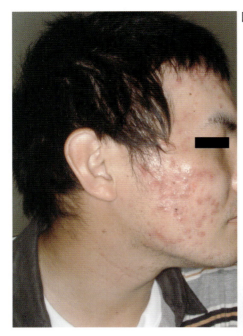

図9

清上防風湯5g＋
黄連解毒湯2.5g＋
半夏瀉心湯2.5g

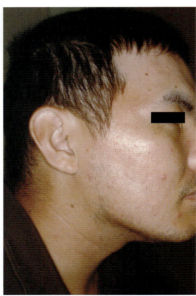

図10
1年後

図11
症例4の舌

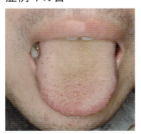

## ❖症例5　18歳、男性。

15歳ごろよりニキビが出来はじめ、最近膿疱が増えてきた。便通よい。腹力4/5。胸脇苦満、腹直筋の緊張あり。色黒い。筋肉質。鼻炎がある。

**荊芥連翹湯5g＋清上防風湯5g**

この方剤で次第に膿疱が減り、改善してきた。

［考　察］　荊芥連翹湯と清上防風湯は、男性に使用する最も代表的な方剤です。

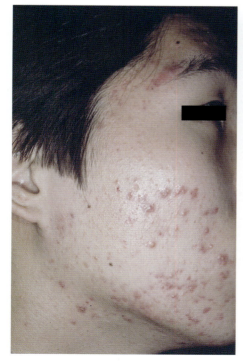

図12

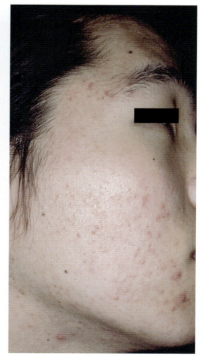

図13　4ヶ月後

### 各論

❖**症例6**　18歳、男性。

中学生の頃よりニキビができはじめた。次第に顔面のみならず、頭皮にも膿疱や丘疹がみられるようになり、その部は脱毛してきた。

中肉中背。腹力よい。

**清上防風湯** 7.5gを開始したところ、漸次膿疱は消え、脱毛部だったところにも次第に発毛がみられ、半年後には頭部の皮疹は治癒し、顔面に少数の小さな痤瘡を認めるのみとなった。

［考　察］痤瘡が顔面のみならず、頭皮にも生じ、脱毛病変をきたしたものです。放置しておくと、脱毛部が瘢痕化して、永久に脱毛部となるおそれがあります。この患者は他院で抗生剤による治療をうけていましたが、効果がなく、漢方薬が有効でした。

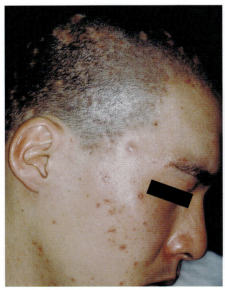

図14

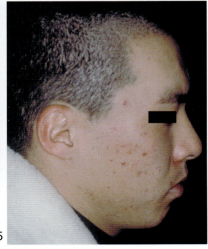

図15

# 酒皶（しゅさ）

　酒皶は中高年の顔面にびまん性発赤と血管拡張をきたす慢性炎症性疾患で、原因は不明で、難治性です。重症度によって3段階に分類されます。第1度は鼻尖、頬、眉間、オトガイ部に一過性の紅斑が生じ、次第に持続性となり、毛細血管拡張と脂漏を伴うようになります。瘙痒、ほてり感、易刺激性などの自覚症状があります。第2度は上記症状に、毛孔一致性の丘疹、膿疱が加わり、脂漏が強まり、病変が顔面全体に広がります。第3度は丘疹が密集融合して腫瘤状となります。とくに鼻が赤紫色となり、ミカンの皮のような凸凹不整となります。第1、2度は中年以降の女性に好発しますが、第3度は男性に多くみられます。

## 酒皶の漢方治療

　漢方医学的に頭頸部は陽が盛んな所とされていて、熱を帯びやすい特徴があります。各種の熱は上昇して顔面に集まり、皮膚表面の血絡を赤く目立たせます。そのため、駆瘀血剤や清熱剤が必要となってきます。

　酒皶の漢方治療としては、葛根紅花湯、黄連解毒湯、葛根黄連黄芩湯、白虎加人参湯、防風通聖散、温清飲、桂枝茯苓丸、荊芥連翹湯、防風通聖散、大柴胡湯などを単独またはいくつか合方して用いることが推奨されています。

## 酒皶に対する漢方方剤

**葛根紅花湯**：葛根3　芍薬3　地黄3　黄連1.5　山梔子1.5
　　　　　紅花1.5　大黄1　甘草1

　有持桂里の記した『稿本方輿輗』が原典で、従来、「酒皶鼻専門の薬方」とされてきました。その構成生薬のうち、大黄、黄連、山梔子は清熱し、芍薬、地黄、紅花は駆瘀血し、葛根は胃熱をさり、斑疹を皮膚から出し尽くす作用があります。

**葛根黄連黄芩湯**：葛根6　黄連3　黄芩3　甘草2

　葛根は表において解肌し、黄連・黄芩は裏において清熱し、甘草は表裏を合して和します。内に熱の症状がこもり、表にも不和があって内の熱を発することが出来ない症状に有効とされています。

**黄連解毒湯**：黄連2　黄芩3　黄柏1.5　山梔子2

　比較的体力があり、赤ら顔、のぼせ症で、イライラして不眠があり、胃のあたりが痞えるような人を目標に使用します。舌証で紅色で黄苔を認めます。

**大柴胡湯**：柴胡6　黄芩3　半夏4　枳実2　芍薬3　大棗3
　　　　　生姜1　大黄1

　体力があり、がっちりした体格で、便秘気味で、イライラや怒りっぽく、肩こりがあり、みぞおちのあたりが張っていて広い範囲に胸脇苦満が認められる者に用います。

**白虎加人参湯**：石膏15　知母5　人参1.5　甘草2　糠米8

　口渇、多汗、尿自利、皮膚の灼熱感などがある者に用います。石

膏・知母は傷津せずに清熱するので、糠米や甘草とあわせて生津の意味があり、炎症が強くて脱水傾向がある病態に広く用いられます。

桂枝茯苓丸：桂枝3　芍薬3　桃仁3　茯苓3　牡丹皮3
　駆瘀血剤の標準的薬方で、中間証から実証の者に用いられます。冷えのぼせや肩こり、月経痛、月経不順、打撲、更年期障害などに使用されます。桂枝はのぼせをとるので、のぼせて顔が赤い者に適用されます。

温清飲：地黄3　芍薬3　川芎3　当帰3　黄芩1.5　黄柏1.5
　　　　黄連1.5　山梔子1.5
　皮膚の色つやが悪くて枯燥し、のぼせる者で月経困難や更年期障害のある者に用いられます。

❖**症例1**　50歳、女性。
［現病歴］　3、4年前に発症。
［現　症］　154cm、54kg。飲酒歴はない。肩こりがひどい。口渇著明。
［皮膚所見］　両側頬全体が潮紅し、額、顎部、鼻梁部まで紅斑を認めた。紅斑上に細かい丘疹や一部膿疱が多数みられ、熱感と瘙痒がある。
　漢方医学的所見：脈候は虚実中間。舌候は乾燥し、やや濃い赤色、薄白苔。舌下静脈の怒張や歯圧痕はない。腹候では、腹力4/5。両下腹部に圧痛を認めたが、胸脇苦満はない。
　顔面紅斑、熱感と痤瘡様の丘疹が多数みられること、および腹診で下腹部圧痛があることから、**黄連解毒湯＋桂枝茯苓丸加薏苡仁を処方**

したが、無効であった。さらに膿疱を目標として、**十味敗毒湯**を併用したり、**黄連解毒湯**を同じく清熱剤の**桔梗石膏**や**排膿散及湯**に転方するもまったく効果がみられなかった。7ヶ月後、著明な肩こりと顔面の痒みより、**大柴胡湯** 7.5g ＋ **黄連解毒湯** 7.5g に転方したところ、著明に改善した。13ヶ月後、ほぼ顔面の紅斑は消失したため、廃薬した。

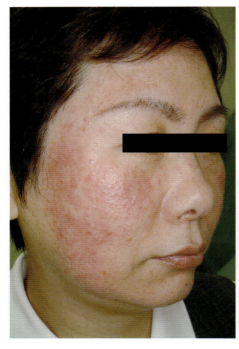

図1
初診時

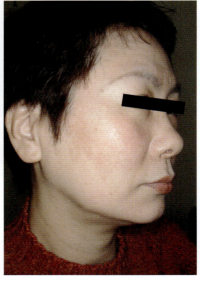

図2
13ヶ月後

◆**症例2** 46歳、女性。
　5、6年前に発症。
[既往歴]　子宮筋腫。
[現　症]　160cm、57kg。疲れやすい。イライラする。月経時頭痛あり。下痢しやすい。足が冷える。やや寒がり。肩こり、腰痛あり。夕方に下肢に浮腫が出現する。
[皮膚所見]　眼周囲と鼻の下以外の、ほぼ顔面全体に鮮紅色の紅斑を認めた。触るとざらざらした触感がある。熱感と軽度の瘙痒感を伴う。
　漢方医学的所見：脈候は虚実中間。舌候は紅でやや熱証。軽度瘀斑を認める。腹候では腹力4/5。胸脇苦満あり。両腹直筋緊張。
[経　過]　初診時、**桂枝茯苓丸加薏苡仁**5g＋**清上防風湯**5g＋**白虎加人参湯**6gを開始したが変化なし。
　1ヶ月後、扁桃に膿を認めたため、
　　**黄連解毒湯**7.5g＋**小柴胡湯加桔梗石膏**7.5gに転方した。
　4ヶ月後、やや顔面の紅斑が減少したが、腹満とガスがよく出ると訴えたため、腹証を考慮し、
　　**大柴胡湯**7.5g＋**黄連解毒湯**7.5gに転方した。
　以後次第に紅斑は消退し、14ヶ月後終診となった。

各論

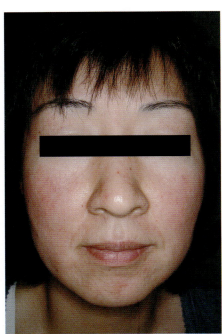

図3
初診時

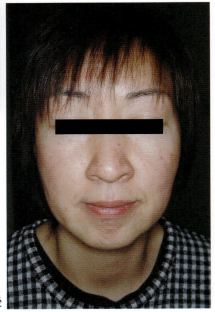

図4
14ヶ月後

## ❖症例3　54歳、女性。

　5年前に発症。4年間某皮膚科でステロイドやケトコナゾールクリームにより加療されていたが無効であった。

[既往歴]　40歳から頭痛あり。

[現　症]　160cm、55kg。1年前に閉経。便通はよい。イライラして怒りっぽい。口内炎ができやすい。暑がり。

[皮膚所見]　両頬と額に紅斑と、その上に細かい丘疹を多数認める。顔面にのぼせ感と軽い痒み、および軽度浮腫を認める。

　漢方医学的所見：脈候は虚実中間。舌候は湿、薄白黄苔、歯圧痕あり。腹候では、腹力やや充実している。胸脇苦満はない。

[経　過]　初診時、瘙痒を伴い熱感があることより**三物黄芩湯**を、また顔面の浮腫より**猪苓湯**を、あるいは軽い清熱剤として**滋陰降火湯**を、顔ののぼせから**桂枝茯苓丸加薏苡仁**を、強い清熱剤として**黄連解毒湯**や**桔梗石膏**などを使用してみたが、いずれも無効であった。4ヶ月後、イライラして怒りっぽく、顔面潮紅より肝火上炎と考え、**大柴胡湯**(7.5g)に転方し、それに口内炎ができやすく、顔面紅斑と熱感より**黄連解毒湯**(7.5g)を併用したところ、漸次顔面紅斑は消退した。10ヶ月後、終診。

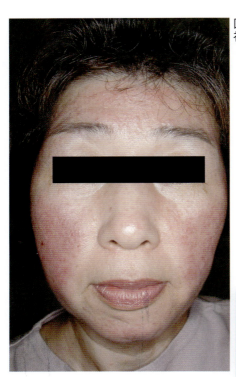

図5
初診時

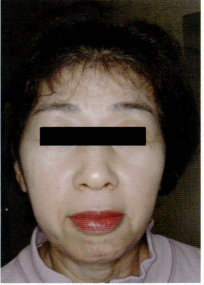

図6
10ヶ月後

❖**症例4** 58歳、女性。

4ヶ月前より顔面に紅斑が出現した。近医でステロイド軟膏を処方されたが、無効であったため受診した。

［既往歴］ 50歳、子宮筋腫のため子宮を全摘。高脂血症。

56歳、誘因なく、顔面紅斑をきたし、桂枝茯苓丸＋越婢加朮湯により、2ヶ月で治癒したことがある。

［現　症］ 150cm、48kg。自汗あり。暑がり。便通はよい。口渇や肩こりはない。イライラしやすい。血圧126／84mmHg。

［皮膚所見］ 両頬、額、顎全体に紅斑を認める。触るとざらざらした触感があるが、丘疹は目立たない。ほてり感と痒みがある。

［漢方医学的所見］ 脈候はやや弱い。舌候は薄白苔。歯圧痕はなし。腹候では腹力やや充実〜中等度。胸脇苦満あり。

［経　過］ 初診時、過去に有効だった**桂枝茯苓丸**7.5g＋**越婢加朮湯**7.5gを処方したが、今回はまったく効果はみられなかった。

3週間後、イライラ感と胸脇苦満、顔面紅潮を目安に、**大柴胡湯**7.5g＋**黄連解毒湯**7.5gに転方したところ、5週間後に紅斑は消失した。

［考　察］ 症例1〜4はいずれも大柴胡湯＋黄連解毒湯が奏効しました。4例とも腹力は充実していました。胸脇苦満がなくても肩こりやイライラがあったので、この方剤が適応しました。この4例は生来のイライラしやすい性質がストレスなどによって鬱結し、長期化するうちに鬱熱を生じ、化火して酒皶を生じた肝火上炎型と考えられます。顔面は三陽経の支配領域であり、太陽経、陽明経、少陽経が関与しています。大柴胡湯は『傷寒論』の第136条に「傷寒十余日、熱結して裏にあり、復た往来寒熱する者は大柴胡湯を与う」とあり、少陽病に陽明腑証が併存した少陽と陽明の併病に用いられます。大柴胡湯の少陽経、陽明経の通利をよくする作用により、奏効したものと考えられます。

黄連解毒湯は『外台秘要』を原典とし、その構成生薬は黄連、黄芩、黄

柏、山梔子です。黄連が中焦の火を、黄芩が上焦の火を、黄柏が下焦の火を瀉し、山梔子は三焦の火を通瀉し、あわせて、本方は上中下の三焦に火毒熱盛が充斥した場合の常用薬です。高熱、煩燥、皮膚化膿症、不眠、鼻出血など、著明な紅斑と瘙痒のあるときに頻用されます。

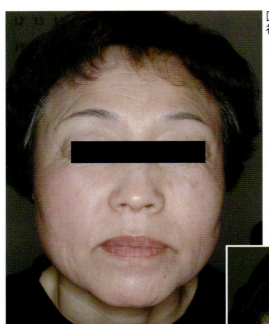

図7
初診時

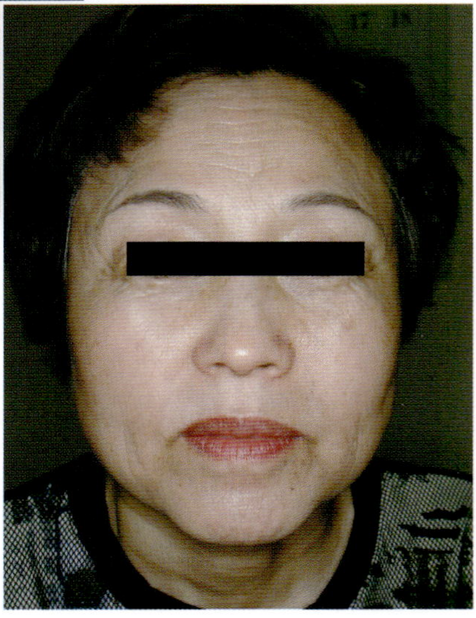

図8
5週間後

❖**症例5** 68歳、女性。

1ヶ月前より顔面に紅斑が出現し、一部落屑を伴う。痒みはないが、ヒリヒリした刺激感とほてり感がある。

[既往歴] 高血圧、ドライアイ。

[現　症] 頬、額、顎、鼻に広く左右対称性に紅斑がみられる。154cm、54kg。足にしもやけができやすい。便通は2、3日に1回。夜間尿1、2回。眼のまわりにくまがある。朝顔がむくむ。足は冷えるが、暑がり。自汗。口角炎を認める。

舌候は乾湿半ば、薄白苔、舌質は濃い赤色、舌下静脈怒張。脈候は虚実中間。腹候では、腹力中等度、胸脇苦満と小腹不仁を認める。臍上悸を触れる。

[経　過] 初診時、便秘と胸脇苦満、および顔面の熱感と紅斑より、**大柴胡湯**5g+**黄連解毒湯**5gを処方。しかし、紅斑には変化がないため、1ヶ月後、**大柴胡湯**7.5g+**黄連解毒湯**7.5gに増量したが無効。2ヶ月後に**葛根紅花湯**(大黄1g)に転方した。これにより紅斑は7割方減少した。その後、夏になり、よく汗をかき、暑がりで口渇があること、および舌証より瘀血が考えられるため、**白虎加人参湯**6g+**加味逍遙散**5gに転方した。これにより、すみやかに紅斑は消退し、6ヶ月後完治した。

[考　察] この症例は酒さの要薬といわれる葛根紅花湯が奏効し、その後、多汗、口渇、ほてりより白虎加人参湯に、便秘傾向、胸脇苦満、舌の瘀血所見より加味逍遙散を合方して、効果があったものです。

各論

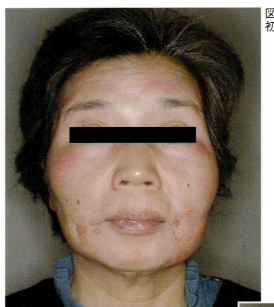

図9
初診時

図10
半年後

### ❖症例6　57歳、女性。

　数ヶ月前から顔面に紅斑が生じた。痒みがある。やや浮腫気味。
［既往歴］　1年前からアレルギー性鼻炎がある。
［現　症］　152cm、46kg。3年前に閉経し、顔ののぼせとほてりがあり、足は冷える。朝は顔がむくみ。夕方は足がむくむ。頭痛やイライラがある。肩こりあり。汗かき。暑がり。口渇がある。

　脈：中。
　舌：乾燥。紅色。白苔。
　腹：腹力4/5。臍上悸。下腹部圧痛。胸脇苦満はない。

　初診時、**桂枝茯苓丸**5g＋**越婢加朮湯**5g＋**黄連解毒湯**5g
　1週間後、顔の赤味やや減少。
　2週間後、また元のように顔面が真っ赤になった。かゆい。
　　**柴苓湯**6g＋**桔梗石膏**4gに変方。
　これにより、次第に紅斑は消退し始め、4ヶ月後、終診となった。

［考　察］　この症例は浮腫が特徴であったので、利水剤として柴苓湯を用い、それに顔面紅斑とほてりより清熱剤の桔梗石膏を組み合わせたものです。口渇がある場合に石膏はよく使われます。

各論

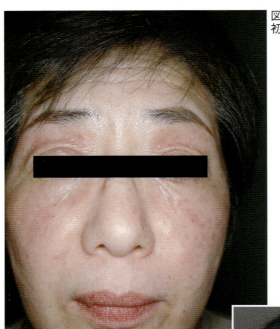

図 11
初診時

図 12
4ヶ月後

❖**症例7** 75歳、男性。

1年前から鼻が赤くなり始め、次第に鼻の周囲から頬、眉間にかけて赤い丘疹が多く生じてきた。少しかゆい。

［現　症］ 162cm、60kg。40年間毎日お酒を5合飲んでいる。疲れやすい。便通はよい。夜間尿1回。汗かき。腰痛がある。血液生化学検査は異常なし。

　脈：実、滑。

　舌：湿、滑苔。舌下静脈怒張。瘀斑あり。紫青色。

　腹：腹力4/5。膨満。胸脇苦満あり。

［経　過］ お酒をひかえるように指導し、**大柴胡湯**5g＋**黄連解毒湯**5gを開始。

徐々に皮疹は改善してきた。一時ミノサイクリン100mgを2週間併用したが、あまり変化がないので、その後は漢方薬のみとした。1年後、丘疹や膿疱が少なくなり、赤味もかなり薄くなったが、お酒を多く飲んだ翌日は皮疹の悪化をみることを繰り返していた。1年半後、膿疱が時々出現するので、お酒を1合以下にするよう再度指導し、本人もお酒をひかえるようになった。**清上防風湯**5g＋**黄連解毒湯**5gに変方したところ、膿疱は消失し、紅斑も殆ど消退したので、2年後終診となった。

［考　察］ 症例1～6が酒さの1、2度であるのに対し、この症例は第3度に相当します。症例1～6はいずれも飲酒歴がありませんでしたが、この症例は多量に飲酒しており、お酒をひかえなければ、漢方薬のみでは完治しなかったと思われます。飲酒歴と腹証、皮疹の性状より大柴胡湯＋黄連解毒湯で治療を開始し、8割方皮疹の改善をみましたが、なお毛嚢性の膿疱を散見するので、尋常性痤瘡に順じて清上防風湯に変方し、完治できたものです。

各論

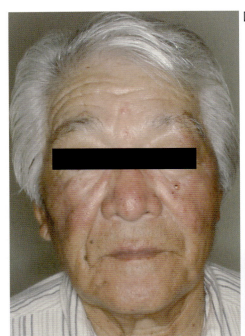

図13

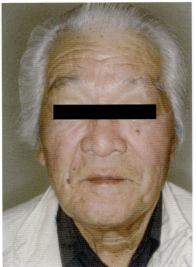

図14

# 円形脱毛症

　円形脱毛症は単発型は比較的治りやすく、無治療でも自然に治癒することが多いのですが、多発型ないし全頭型は難治で治療に抵抗します。西洋医学的治療は、PUVA療法、液体窒素圧抵法、ステロイドの外用や内服、セファランチン内服、フロジン液外用などがあります。ステロイドの内服は効果がありますが、中止によりふたたび元に戻って脱毛することが多いので、あまり使われません。最近は接触性皮膚炎を起こして免疫反応を賦活する方法もありますが、その成功率は3割以下です。

## 円形脱毛症の漢方治療

　脱毛の発症部位により、側頭部は胆、頭頂部は肝、前頭部は脾胃、頭部全体は腎が主る、といわれていますが、必ずしも部位に関連せず、どの部位であろうと腎と肝胆、脾胃のどれかが関係しています。

### 繁用処方
1）補腎剤

　「腎の華は髪にある」といわれるように、腎精が不足すると毛髪脱落をきたします。そのため補腎がもっとも重要です。

#### 六味丸

　「三補」の熟地黄・山茱萸・山薬と、「三瀉」の牡丹皮・沢瀉・茯苓から構成されています。地黄で腎を、山茱萸で肝を、山薬で脾を

滋補するので、円形脱毛症には適しています。

### 八味地黄丸
六味丸に補陽散寒の桂枝と附子を加えたものです。六味丸の肝腎脾の滋補作用の他に、局所の血行を促進して、発毛を促します。

### 桂枝加竜骨牡蠣湯：桂枝4　芍薬4　竜骨3　牡蠣3　甘草2
　　　　　　　　　　大棗4　生姜1.5
腎の陰陽両虚による気血不足があり、腎陽が腎陰の涵養と制約を失って虚陽が浮上して心を侵して心腎不交を生じ、不眠・動悸・煩驚などをきたした場合に用います。虚証が対象です。

## 2）柴胡剤
### 柴胡加竜骨牡蠣湯：柴胡5　黄芩2.5　半夏4　茯苓3　桂枝3
　　　　　　　　　　竜骨2.5　牡蠣2.5　人参2.5　大棗2.5
　　　　　　　　　　生姜1
円形脱毛症に最も繁用される方剤です。比較的体力があり、イライラや精神不安、不眠などがあり、腹証で胸脇苦満や臍上悸がある場合に用います。円形脱毛症の発症に精神的なストレスが関わっていることが多いため、この安神薬を用います。

### 大柴胡湯
体力があり、腹力良く著明な胸脇苦満があり、イライラや怒りっぽい、肩こり、のぼせなどの肝火の症状がある場合に用います。

### 加味逍遙散
虚証で疲れやすく、冷え症、瘀血体質で、愁訴の多い婦人によく

用います。

3）理気剤
女神散：香附子3　川芎3　白朮3　当帰3　黄芩2　桂枝2
　　　　人参2　檳榔子2　黄連1　甘草1　丁子1　木香1
　理気活血剤で気滞と心火旺を伴う病態に用います。のぼせやめまいがあり、月経不順や更年期障害、動悸、不安、不眠、頭痛などの精神神経症状があるものに使用します。

半夏厚朴湯：半夏6　厚朴3　茯苓5　生姜1　蘇葉2
　鬱結した気や痰飲を散ずる方剤です。咽に異物感があり、動悸や眩暈、不安などがみられる場合に使用します。

---

### ❖症例1　38歳、女性。

　5年前から発症し、全頭脱毛となった。プレドニン5mgの内服治療を続けていた。1年前から徐々に減量し、初診当時は2.5mgを隔日服用していた。
［既往歴］　11歳よりインシュリン依存性糖尿病で治療中。
［現　症］　160cm、55kg。便通はよい。月経正常。疲れやすい。目のくまがある。イライラしやすい。肩こりがひどい。夕方足がむくむ。胸脇苦満がある。
［初診時］　ステロイドの内服はそのままに、**柴胡加竜骨牡蠣湯**7.5g＋**六味丸**7.5gを開始した。
　2ヶ月後、少し発毛がみられたが、洗髪時に毛が沢山ぬけるという。
　4ヶ月後、ステロイドの内服を中止。**柴苓湯**9g＋**杞菊地黄丸**4.8gに

変方。

5ヶ月後、徐々に毛が生えてきた。

7ヶ月後、発毛が順調にすすむ。

1年後、治癒。

［考　察］　柴苓湯はステロイド様作用があることが知られているため、ステロイド内服中止を補うため、使用しました。杞菊地黄丸は市販のもの（イスクラ産業社製）を患者に買って服用することをすすめました。杞菊地黄丸は六味丸に補腎の枸杞子と、肝経を補う菊花を加えたもので、肝腎陰虚に用いられます。長年糖尿病を患っているので腎虚があり、疲れやイライラ、胸脇苦満より肝陰虚があると考えられました。

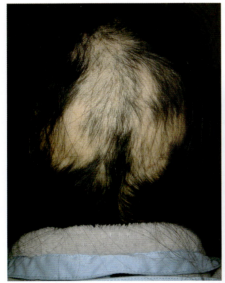

図1

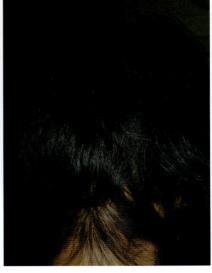

図2
1年後

❖**症例2**　25歳、女性。
［現病歴］　1ヶ月前から脱毛し始めた。頭部の数ヵ所に円形脱毛がある。営業の仕事で疲れている。
［現　症］　162cm、53kg。舌尖紅。足冷たい。胸脇苦満あり。腹直筋の緊張を認める。月経痛あり。
［初診時］　**加味逍遙散**5g＋**柴胡加竜骨牡蠣湯**5gを開始。
　2ヶ月後より発毛がみられ始めた。肌が乾燥してかゆい。
　　**加味逍遙散**5g＋**柴胡加竜骨牡蠣湯**5g＋**六味丸**5gに変方。
　3ヶ月後、毛があまりぬけなくなり、発毛すすむ。
　6ヶ月後、治癒。
［考　察］　柴胡加竜骨牡蠣湯と加味逍遙散は円形脱毛症の繁用処方です。営業の仕事でストレスがあり、胸脇苦満があることより柴胡加竜骨牡蠣湯を、月経痛や足の冷えより加味逍遙散を選択しました。六味丸は皮膚乾燥とかゆみがあり、補腎作用を期待して追加併用しました。

各論

図3　初診時

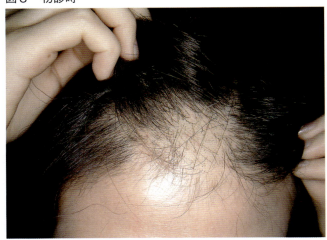

図4　5ヶ月後

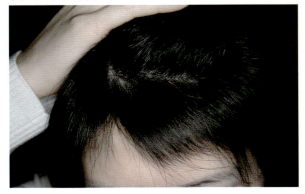

❖**症例3**　34歳、女性。

　初診の2年前、第1子出産の半年後から円形脱毛症を発症。PUVA療法やステロイドの外用や内服で治療をうけていたが、無効で、良くなったり悪くなったりをくりかえしていた。1ヶ月前から増悪し、脱毛部がひろがった。後頭部にかゆい湿疹がある。

［家族歴］　父が喘息。

［既往歴］　10年前、肘窩、膝窩、下腿にかゆい皮疹が出て、皮膚科でアトピー性皮膚炎といわれたが、治療により間もなく治った。

［現　症］　159cm、48kg。便通はよい。月経正常。睡眠良。脈は弦。血圧正常。舌尖紅。薄白苔。

　腹力は中等度。胃内停水著明。胸脇苦満軽度。腹直筋緊張。下肢冷たい。

［初診時］　**柴胡桂枝湯**5g+**啓脾湯**5gとセファランチン、グリチロンの内服を開始。

　2ヶ月後、毛がすごく抜ける。手足が冷える。頭部に毛嚢炎多数あり。

　　**十味敗毒湯**5g+**六君子湯**5gに変方。

　3ヶ月後、毛嚢炎減少し、少し発毛がみられるようになった。

　7ヶ月後、発毛順調。

　1年後、9割方治っている。胃内停水が消失した。

　　**十味敗毒湯**5g+**六君子湯**5g+**六味丸**5gに変方。

　1年2ヶ月後、ほぼ完治。

［考　察］　冷え症で胃内停水が著明なところから六君子湯を、頭部に毛嚢炎を認めたので十味敗毒湯を選択して、奏効したものです。

各論

図5　初診時

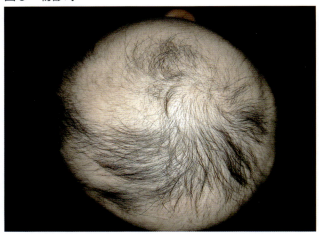

図6　1年2ヶ月後

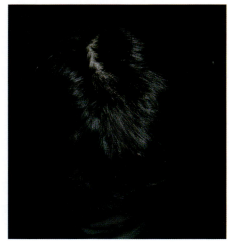

❖**症例4** 54歳、女性。

1年前、仕事の上でストレスがあった頃より頭頂部に円形脱毛が生じた。

［既往歴］ 47歳、子宮内膜症のため子宮摘出。

［家族歴］ 特記すべきことなし。

［現　症］ 155cm、52kg。便通は1日1回あるが、すっきり出た感じがしない。最近、更年期障害と思われる顔のほてりやのぼせを感じる。肩こりあり。時々頭痛がする。口唇ヘルペスを年に数回生じる。

　舌：正常赤。薄白苔。舌下静脈怒張。

　脈：中。

　腹：腹力4/5。胸脇苦満あり。

［経　過］ **加味逍遙散**5gを開始した。これをのむと体が軽くなる気がし、便通がとてもよくなった。顔の痒みがなくなり、ほてり感がうすらいだ、という。脱毛部には徐々に発毛がみられるようになり、3ヶ月後、完治した。漢方薬をのんでいる方が体調がよいため、続けて服用している。

［考　察］ 更年期障害の症状や舌下静脈の怒張にみられるように瘀血の症状があり、胸脇苦満があることより加味逍遙散を選択しました。加味逍遙散で便通がよくなることはしばしばあります。また漢方薬をのみはじめてから、口唇ヘルペスもおこさなくなりました。

図7　初診時

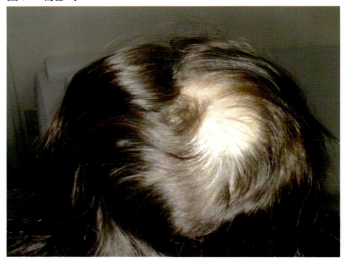

図8　3ヶ月後

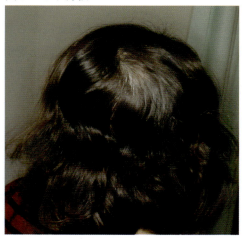

❖**症例5** 62歳、女性。

　1年前より後頭部に円形脱毛を生じた。

［既往歴］　4年前臍ヘルニアの手術。境界型の糖尿病。4、5年前より降圧剤を服用中。

［家族歴］　父、56歳時、大動脈瘤破裂で死亡。

［現　症］　後頭部に 6.5cm × 3.5cm 大の円形脱毛がある。153cm、79kg。血圧は 140/76mmHg。便秘がちで肩こりが著明。イライラしやすい。汗かき。舌は青味ががった紅色。舌下静脈怒張。脈は力強い。腹力良。胸脇苦満がある。

［経　過］　**大柴胡湯**5gを開始した。次第に発毛がみられ、1年後完治した。

［考　察］　便秘、肩こり、イライラがあり、腹力良く胸脇苦満がある、典型的な大柴胡湯の証でした。

各論

図9 初診時

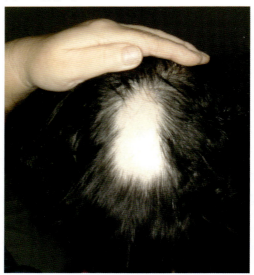

図10 11ヶ月後

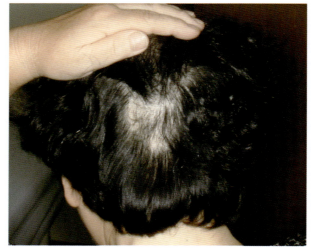

❖ **症例6** 28歳、女性。

初診の10ヶ月前より円形脱毛症がはじまり、次第に数がふえてきた。その5ヶ月後、1歳半の女子をつれて離婚した。

［既往歴］ 高校生の時と、就職したばかりの時に円形脱毛症（病変は1個のみ）になったことがある。

［現　症］ 157cm、50kg。月経は30日周期。7日間持続。月経痛は軽度あり。眠れるが夢が多い。めのくまがある。夕方は足がひどくむくむ。乗り物酔いをする。イライラしやすい。肩こり。汗はかかない方。脈、舌ともに異常所見なし。腹力4/5。胸脇苦満あり。下腹部両側圧痛あり。

［経　過］ 初診時、**柴胡加竜骨牡蠣湯** 5g＋**加味逍遙散** 5g。

4ヶ月後、発毛がみられるところも多いが、一方で新たに脱毛部も数カ所ある。

**枝茯苓丸** 5g＋**四物湯** 5g

10ヶ月後、**葛根加朮附湯** 5gに変方。

1年2ヶ月後、かなり発毛すすむ。

1年3ヶ月後、また抜け毛が多くなってきた。寝汗をかくようになった。夢を多くみる。足のむくみがひどい。

**六味丸** 5g＋**桂枝加竜骨牡蠣湯** 5g

1年9ヶ月後、ほとんどはえそろった。

［考　察］ 離婚問題で悩んでいた頃に発症したので、ストレスが原因とおもわれ、柴胡加竜骨牡蠣湯と加味逍遙散を開始しました。葛根加朮附湯を使用したのは、山田光胤先生の著書に書かれていたからです[※]。

寝汗や足のむくみ、夢が多いことより、六味丸＋桂枝加竜骨牡蠣湯に変方して、治癒に至りました。

※山田光胤『漢方処方　応用の実際』79頁、南山堂、東京、2000年
　百疢一貫に、「袖珍方に南涯の説を引用し、禿頭に葛根加朮附湯がよい」とある。

各論

図 11　初診時

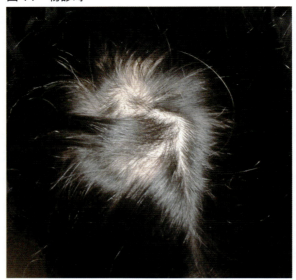

図 12　1 年後

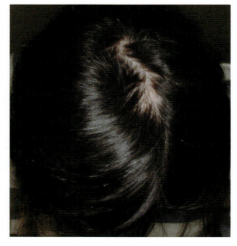

## 円形脱毛症

❖**症例7** 40歳、女性。

　幼児期よりアトピー性皮膚炎発症。9歳ごろより円形脱毛症を発症。10円玉大の脱毛部が数カ所あった。29歳より脱毛がひどくなったが、アトピー性皮膚炎の方はよくなっていた。

　38歳、アトピー性皮膚炎がひどくなる。

　40歳、ほとんど全頭脱毛となる。

［現　症］　154cm、57kg。IgE 2300IU/mℓ。ダニ＋4。抗核抗体40倍。

　顔面潮紅し、浸出液がみられる。。前胸部、肘窩、背部に広く紅斑あり。臀部、下肢にも紅斑。

　疲れやすい。不眠。鼻水。口渇。軟便傾向。月経痛。月経不順。頭痛。めまい。食欲普通。目のくま。肩こり。胃もたれやすい。汗は余りかかない。上熱下寒。脈軟沈。舌湿。薄白苔。歯圧痕。紅色。脈中。腹力3〜4/5。やや膨満。下腹部圧痛。

［初診時］　**治頭瘡一方**5g＋**黄連解毒湯**5g

　3ヶ月後、浸出液がとまって、乾燥。**温清飲**5g＋**黄連解毒湯**5g

　半年後、皮膚炎は大分落ち着いてきた。

　　**温清飲**5g＋**黄連解毒湯**5g＋**六味丸**5g

　1年後、**加味逍遙散**5g＋**黄連解毒湯**5g＋**六味丸**5g

　　N鍼灸院でハリ治療を併用開始。

　1年3ヶ月後、少しづつ発毛すすむ。上熱下寒あり。

　　**六味丸**5g＋**女神散**5g

　1年半後、後頭部はかなり毛がはえたが、頭頂部にはまだ脱毛部あり。

　　**六味丸**5g＋**女神散**5g＋**黄連解毒湯**5g

　2年後、頭頂部にもすこしづつ発毛がみられるようになり、脱毛部が縮小してきた。転居により終診となった。

［考　察］　円形脱毛症の患者にアトピー性皮膚炎がみられることはよく

あります。始めはアトピー性皮膚炎の治療を優先しました。アトピー性皮膚炎の症状が落ち着いてきて、六味丸を使用するようになってから、徐々に発毛がみられるようになりました。女神散は頭痛、眩暈、不眠、月経不順があるので使用しました。

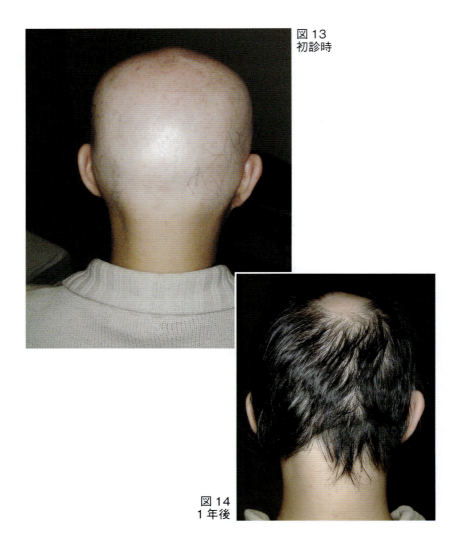

図13
初診時

図14
1年後

# 帯状疱疹

　帯状疱疹とは水痘ウイルスに感染すると、このウイルスは神経節に潜み、このウイルスに対する特異的な免疫反応が低下した時に、再活性化し、一定の神経支配領域に一致した部位で帯状に小水疱の集簇を形成し、神経に沿った疼痛を特徴とする疾患です。水疱性の皮疹は数週間で消失しますが、治癒後も神経痛を残すことがあり、帯状疱疹後神経痛といわれ、ときに難治で数年、数十年にわたって残ることがあります。

　水痘に罹患した者の20～30％が一生のうちに帯状疱疹を発症するとされています。帯状疱疹は高齢者に多く、自己免疫疾患や糖尿病などの基礎疾患のあるものでは、2回以上罹患する場合もあります。

　帯状疱疹の治療は抗ウイルス剤を早期に内服または点滴で治療し、疼痛に対しては非ステロイド性鎮痛剤を併用します。帯状疱疹後神経痛の治療には、抗鬱剤の内服、神経ブロックなどがあります。

## 帯状疱疹の漢方治療

### 1）帯状疱疹初期の漢方治療

　帯状疱疹の病理組織像は表皮内水疱であるので、水毒と考え利水剤を使用します。炎症が強く、出血がみられる場合は、血熱と考えて黄連解毒湯や、桂枝茯苓丸、桃核承気湯などの駆瘀血剤を用います。

五苓散：沢瀉4　白朮3　猪苓3　茯苓3　桂枝1.5

利水剤の代表的な方剤で、大塚敬節は帯状疱疹にはこの方を用いて治療しています※。初期の水疱形成期に用いますが、痛みが強い場合にはこの方だけでは不十分なことが多いようです。
※『大塚敬節著作集』第5巻、1頁、5〜6頁、春陽堂書店、1980年、東京。

越婢加朮湯：石膏8　麻黄6　蒼朮4　大棗3　甘草2　生姜1

風水に対する代表的方剤です。清熱剤の石膏を含むので、炎症性浮腫に適応します。水疱が真っ赤な紅暈を伴い、疼痛も激しい場合に用います。

竜胆瀉肝湯：地黄5　当帰5　木通5　黄芩3　車前子3　沢瀉3
　　　　　甘草1　山梔子1　竜胆1

炎症が強い亜急性期で、膿疱や糜爛、結痂、水疱内出血などがみられる場合に用います。体力があり、炎症が強くて、ことに下半身の病巣の場合に適応します。

柴苓湯：

小柴胡湯に五苓散をくわえた方剤です。発症後1週間以上たって、少陽病期にはいったと考えられる時に使用します※。
※山田光胤『漢方の診察と治療』186〜187頁、たにぐち書店、1999年。

## 2）帯状疱疹後神経痛（PHN）の漢方治療

PHN は温めるとやわらぐ特徴があるため、温薬を第一選択とします。免疫力がおちている場合には補中益気湯や十全大補湯を、瘀血体質の者には駆瘀血剤を使用します。

麻黄附子細辛湯：麻黄4　附子1　細辛3

老人や虚弱者によく使用します。麻黄・附子・細辛とも散寒止痛の作用があります。三者が協力して、温め、痛みをとめるので、PHNにはもっともよく使用します。

※大塚敬節は立効散が瞬時に歯痛に効くことから、細辛には局所麻酔作用が有るようだと述べている。(『大塚敬節著作集』第2巻、14頁、春陽堂書店、1980年)

桂枝加朮附湯：桂枝4　芍薬4　蒼朮4　大棗4　甘草2　生姜1
　　　　　附子1

桂枝湯に蒼朮・附子を加えたもので、寒邪と湿邪におかされた者に対する基本処方です。虚証、とくに胃腸が弱く、NSAIDに耐えられない者のPHNに用います。

八味地黄丸：地黄6　山茱萸3　山薬3　茯苓3　沢瀉3
　　　　　牡丹皮1　桂皮1　附子1

老人のPHNに用いることが多い方剤です。PHNの経過が長く、数年経った者にも奏効することがあります。

補中益気湯：黄耆4　白朮4　人参4　当帰3　柴胡2　大棗2
　　　　　陳皮2　甘草1.5　升麻1　乾姜0.5

帯状疱疹は体力が低下したり、免疫力が低下した時に発症することが多く、ことに老人ではこの傾向が強くみられます。本方の人参、黄耆、白朮、甘草などの補気薬が消化吸収機能をたかめて体力や免疫力を改善することによって、PHNを治療します。本症にはしばしば附子をあわせて使用します。

安中散：桂皮4　延胡索3　牡蠣3　茴香1.5　甘草1　縮砂1
　　　良姜0.5

冷えによる心窩部痛および腹痛に対する方剤です。すべての構成生薬に止痛作用があります。桂皮・茴香・良姜には温中散寒の働きがあるので、温めて痛みをとる方剤といえます。そのため PHN の治療にはとても適しています。数年間治らなかった PHN を牛車腎気丸とこの方剤の合方で完治した症例があります。

❖ **症例 1** 　78 歳、女性。

　7 日前から右下腹部に紅斑、水疱が帯状に生じてきた。ピリピリした痛みがときどき走る。
［既往歴］　高血圧、高脂血症。
［経　過］　抗ウイルス薬と五苓散 7.5g を処方。
　1 週間後、水疱は消退した。**麻黄附子細辛湯** 7.5g に変方。
　2 週間後、患部は表皮化し、痛みも消失した。
［考　察］　帯状疱疹後神経痛はあたためると軽減しますが、麻黄附子細辛湯は体をあたためるとともに、附子や細辛の鎮痛作用により、表のピリピリした痛みをやわらげます。

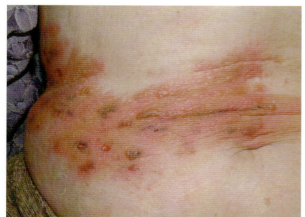

図1

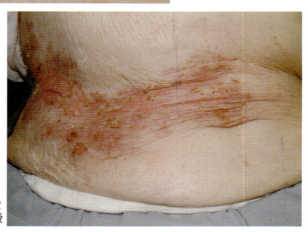

図2
1週間後

❖**症例2** 58歳、女性。

1週間前から右胸部から背中にかけて痛みを覚えるようになった。その2、3日後から同部に紅斑、水疱を生じてきた。痛みはかなり強く、寝ていても痛みで目が覚める程であった。

紅斑と局所の灼熱感より、**越婢加朮湯**7.5gを開始したところ、1週

## 各論

間後には水疱はつぶれて、落屑し始め、2週間後には皮疹は乾いて、色素沈着を残し、3週間あまりで痛みもなくなった。

［考　察］　発赤、痛みが強く、実証と考えられたので、越婢加朮湯を選択しました。

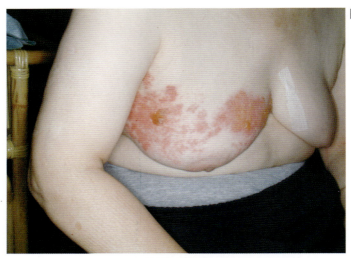

図3

越婢加朮湯

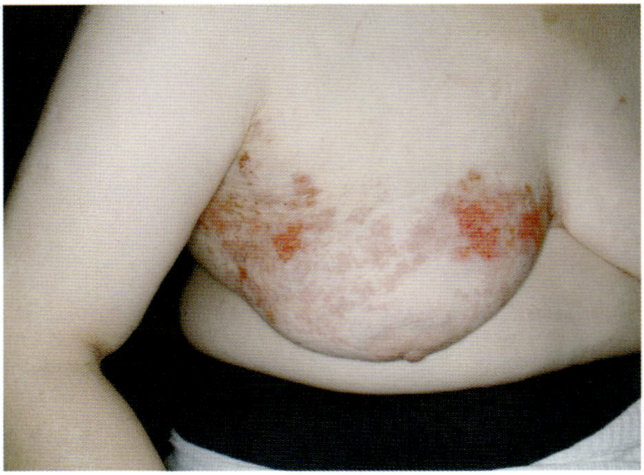

図4
2週間後

❖**症例3** 73歳、男性。

　右額から頭部にかけて、水疱が生じ、帯状疱疹として抗ウイルス剤の内服治療をうけ、ほぼ皮疹や痛みは消失していた。2ヶ月後、同部にピリピリした痛みを覚えるようになった。鎮痛剤(ロキソプロフェン)やビタミン$B_{12}$の内服治療をうけるも、無効。3ヶ月後より漢方治療を開始した。

　　**補中益気湯** 7.5g ＋ **修治附子末** 1.5g

　これにより痛みは徐々に減退し、4ヶ月後治癒した。

［考　察］　補中益気湯は病後の体力回復に効果があるため、鎮痛薬の附子とともに、使用しました。

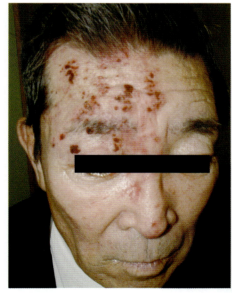

図5
発症から3週間後

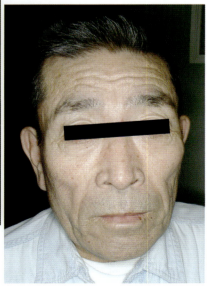

図6
4ヶ月後

## 各論

❖**症例4** 66歳、女性。

　数日前から左三叉神経第一枝領域に、水疱と紅斑が生じてきた。同部に強い疼痛あり。

　　**五苓散**7.5gを開始。

　2週間後、皮疹はほぼ治癒。しかし、ピリピリした痛みが続いている。

　　**補中益気湯**7.5g＋**修治ブシ末**1gを2週間分処方。

　4週間後、少ししびれ感がある。

　　**麻黄附子細辛湯**7.5gに変方。

　6週間後、疼痛なくなり、治癒した。

［考　察］　漢方治療をすると、皮膚の傷の治りがよく、帯状疱疹による瘢痕が残らないことが多いように思います。

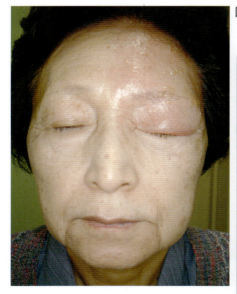
図8　2週間後

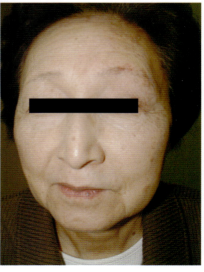
図7

184

# 血行障害性皮膚疾患

## 1 鬱滞性皮膚炎

　下肢、特に下腿中央より下1/3の内側の静脈性循環障害によって起こる皮膚炎のことで、40歳以上の人に多く、男女比は1：3で女性に多くみられます。皮膚色が茶色に変色し、硬結や進行すると潰瘍が生じます。長年立ち仕事に従事している者にみられます。

　安静を保ち、下肢の挙上、弾性ストッキングの着用を行うことが推奨されています。

---

❖症例1　68歳、女性。

　長年立ち仕事を続けている。20年前より両下腿に硬結と発赤を繰り返し、痛みも伴っていた。冬にはことに悪化して、発赤や疼痛が目立っていた。3年前より紅斑部に小さな潰瘍ができ、治療をうけているが、治らない。
［既往歴］　4年前、脳梗塞。
［現　症］　155cm、48kg。小柄で色白の、痩せ型の女性である。両下肢に静脈瘤が認められる。足首の静脈の拡張が目立つ。下腿に浮腫がみられる。冷え症。
　舌：舌質は暗赤色。舌下静脈の怒張と瘀斑がある。白苔。
　腹証：腹壁はやわらかく腹力は3/5。胃内停水を認める。

［経　過］　**当帰芍薬散** 7.5g を開始。

　1ヶ月後、潰瘍は治癒し、表皮化する。立ち仕事が楽になり、痛みがなくなった。又正座ができるようになった、とよろこんでいる。

　2ヶ月後、下肢の浮腫がとれて、細くなった。

　半年後、皮膚の色が正常色になる。冷え症が改善してきた。

　**当帰芍薬散** 5g に減量。

　1年後、よくなったので、終診とする。

［考　察］　患者は小柄で痩せ型、冷え症、色白の女性で、脳梗塞の既往や静脈瘤、舌の所見より瘀血があると推測されます。また下腿の浮腫や胃内停水より水毒も存在すると考えられます。当帰芍薬散の構成生薬のうち、当帰・芍薬・川芎は駆瘀血薬であり、沢瀉・蒼朮・茯苓は利水薬であるので、瘀血と水毒の両方に有効なので、奏効したものです。

図1

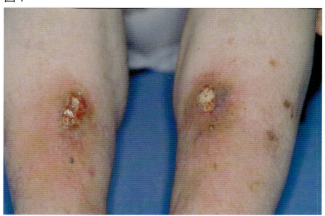

図2 8ヶ月後

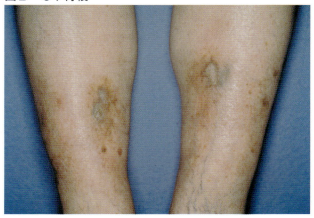

当帰芍薬散

## ❖症例2　52歳、女性。

　4、5年前から両側下腿に茶色の色素斑が生じてきた。さわると硬結を触れ、軽度の痒みと痛みがある。静脈瘤がある。下肢にむくみあり。30年以上、立ち仕事をしている。

[既往歴]　特になし。
[家族歴]　父、高血圧。
[現　症]　167cm、64kg。便秘はない。食欲、睡眠、普通。肩こり。足は冷える。のぼせがある。

　舌：胖大、白膩苔、舌下静脈怒張。紫青色。
　脈：滑。
　腹：腹力4/5。心下痞硬。下腹部圧痛。

　　**桂枝茯苓丸**5g＋**温清飲**5gを開始。

　8ヶ月後、硬結がとれ、痛みや痒みをほとんど感じなくなった。色素沈着も次第に薄れてきた。

　1年半後より、**桂枝茯苓丸**2.5g＋**温清飲**2.5gに減量。

　2年後、むくみがとれて、色素沈着もかなり薄くなった。

[考　察]　舌や腹証、静脈瘤より瘀血があるとおもわれ、また更年期障害があることより、桂枝茯苓丸を選択しました。温清飲は血管壁を丈夫にし、血管周囲の炎症をおさえる作用があるので、痛みや痒みに対して効果があったと思われます。

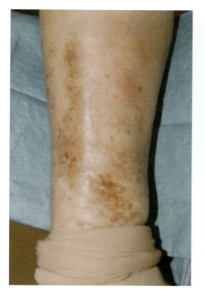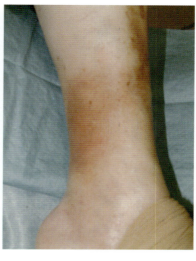

図3

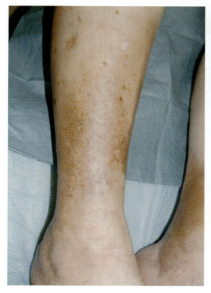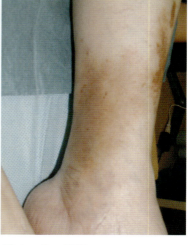

図4 3ヶ月後

各論

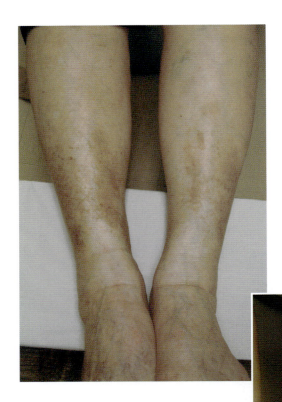

図5 2年後

190

/ 血行障害性皮膚疾患

## 2 Livedoreticularis with summer ulceration

　livedo（皮斑）は皮膚の循環障害の結果、主に下肢に好発する網目状の色素斑のことです。この疾患は、網状皮斑を初発症状とし、春から夏にかけて気温の上昇する頃に、皮斑の増悪や潰瘍を形成する難治性皮膚疾患です。病理組織学的所見は、真皮から皮下脂肪組織にかけての血管壁の肥厚、血管閉塞、硝子様変化などの器質的変化が主体で、通常は壊死性血管炎は伴いません。しかし、長期の罹患によって血管炎を合併することもあります。原因不明で、治療法も確立していません。
　漢方学的には瘀血に属すると思われ、駆瘀血剤が適しています。

---

### ❖症例1　10歳、女子。

　X年5月から両足に網状皮斑が生じ、一部潰瘍となった。痛みがある。近医でビタミンCやトラネキサム酸(トランサミン)、カルバゾクロムスルホン酸(アドナ)、ヒトロコルチゾン軟膏(ロコイド軟膏)で治療をうけているが、治らない。
　X年8月、初診。皮膚生検でリンパ球性の血管炎で、一部小静脈に血栓や壁の肥厚を認めた。抗核抗体80倍、C3 157mg/dl↑(正常値は55～120)、C4、C1qは正常値。CH50が46.1 U/mlで上昇(正常値30～40)。クリオグロブリン±。IgG、IgA、IgMやASO、ASKや、その他の血液生化学検査は異常なし。
　経過：**温清飲**5gを開始。
　1週間後、潰瘍は治りつつある。痛みがほとんどなくなった。
　6週間後、潰瘍は完治。網状皮斑もうすくなった。
　半年後、終診とする。

［考　察］　3年後の夏に再発し、同じような症状で来院しました。温清飲を処方しましたが、2週間後ほとんど変化がありません。当帰芍薬散に変方したところ、速やかに潰瘍は治癒し、3ヶ月間当帰芍薬散を続けて、終診としました。再発までの3年間に、月経が始まり証が変わったために、有効方剤が変化したものと思われます。

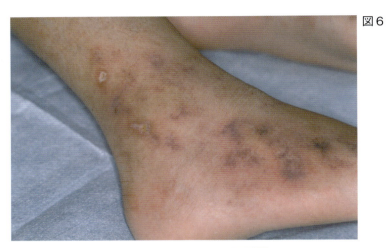

図6

温清飲が奏効

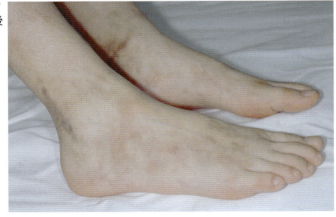

図7
6週間後

## 3　リポイド類壊死症
　（Necrobiosis lipoidica diabeticorum）

　主に30～40歳代の女性の下腿前面に、自覚症状のない比較的境界明瞭な浸潤を触れるやや黄色がかった褐色斑を生じる疾患で、しばしば糖尿病を合併します。病理組織像では、真皮下層に類壊死を認め、それを囲むように異物巨細胞を混じる類上皮細胞や組織球が柵状に配列する肉芽腫が特徴です。治療法はステロイドの外用や局注、抗凝固剤、末梢循環改善剤、ニコチン酸アミドなどがあげられています。本症の17％は6～12年で自然消退を認めるが、多くは長期にわたり持続するといわれています。

　本疾患に漢方治療をほどこし、著効をみたので以下に報告します。

---

❖症例1　72歳、女性。
［家族歴］　父親が糖尿病で76歳で死亡。母と姉に心臓肥大。
［既往歴］　若い時に心臓肥大を指摘されている。
［現病歴］　5年前より両側下腿に大小の褐色斑を生じてきた。ユベラニコチネートの内服やケナコルトの局注で治療をして、やや軽快し紅斑が薄くなったが、左脛骨部の萎縮性局面は軽快しないため、漢方治療を開始した。
［現　症］　皮疹の表面は平滑、光沢があって毛細血管がすけてみえる。色はやや黄色味がかった褐色であった。漢方治療開始時に生検した。病理組織像で、真皮中、下層に変性して好酸性に薄く染まる膠原線維が瀰漫性にみられ、それを取り囲むように多数の組織球とリンパ球、および異物巨細胞より為る細胞浸潤を認めた。血管内皮細胞は増殖し、一部小

血管の閉塞も認められた。

　検査成績では、末梢血液像、肝機能、糖負荷試験などに異常はなかった。

　身長149cm、体重50kg。便秘がち。腹力は4/5。下腹部に圧痛がある。舌診で白苔、舌質はやや青味がかった赤色。

　瘀血体質と考え、**大黄牡丹皮湯**5gを開始した。開始まもなくより改善がみられ、そのまま同処方を続けた結果、漸次皮膚の萎縮がとれ、皮膚の色も正常化してきた。

　治療11ヶ月目に再び生検して、類壊死像も、肉芽腫を形成していた細胞浸潤も消失していた。

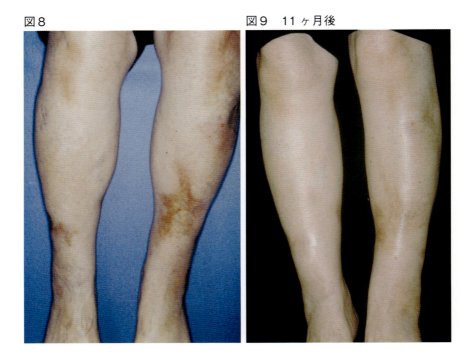

図8　　　　　　　　　　図9　11ヶ月後

［考　察］　本症は自然治癒もあるので、漢方が有効だったかどうか、疑問かもしれませんが、漢方開始直後より、改善がみられ、漸次皮膚の萎縮がとれ、色調も正常化したことより、やはり漢方薬が奏効したものと考えられます。

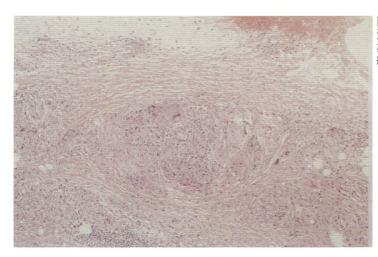

図10
漢方治療開始前の病理組織像

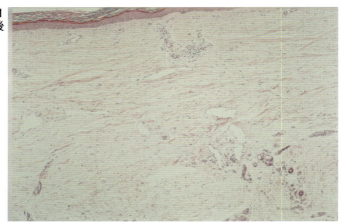

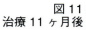

図11
治療11ヶ月後

### ❖ 症例2　64歳、女性。

［家族歴］　特になし。

［既往歴］　2年前に完全房室ブロックの為、ペースメーカーを装着。

［現病歴］　5年前より左下腿前面に直径2〜3cmの紅斑が3個生じた。初診の20日前より一部潰瘍化したが、ユベラニコチネート600mg／日の内服や、リゾチーム軟膏（リフラップ軟膏）の外用で半年後には上皮化した。その後もユベラニコチネートの内服を続けていたが、萎縮性の紅斑には変化がないため、1年後からは無治療で経過をみていた。2年後から漢方治療を開始した。

　漢方治療開始時の臨床写真では、皮疹は茶褐色でやや萎縮してさわると陥凹していた。病理組織像で症例4と同様の柵状肉芽腫が認められた。検査所見で末梢血液像や血糖値には異常はみられなかった。

［現　症］　152cm、55kg。顔にシミが多い。手足が冷える。便秘がち。口唇は暗赤色。やや赤ら顔。口渇あり。冬は体がだるく疲れやすい。腹力は中。軽度胸脇苦満がある。舌証で、やや厚い白苔。舌質はやや青味がかっていた。

　これらの所見から、瘀血と考え**加味逍遙散**を、また胃腸の調子を整えるため**半夏瀉心湯**を合方して開始した。治療開始直後より改善がみられ、次第に茶褐色調がとれて、正常皮膚色に近くなり、萎縮もとれてきた。5ヶ月後には図のように、軽度の瘢痕を残して治癒した。

図12 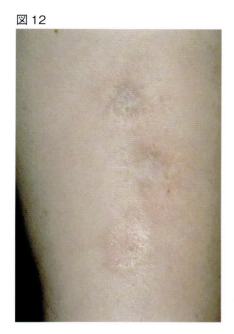 図13　5ヶ月後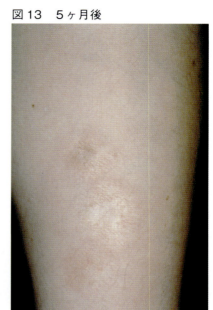

加味逍遥散＋半夏瀉心湯

# 掌蹠膿疱症

　掌蹠膿疱症は、①手掌足底に左右対称性の無菌性膿疱や紅斑、水疱、落屑よりなる皮疹を生じる。②中年以降の成人に発症する。③喫煙、細菌感染（扁桃炎）、虫歯、歯科金属アレルギーが原因となることがある。④胸肋鎖骨間骨化症を合併することがある。などの特徴がある皮膚疾患です。治療としては、禁煙、ステロイド外用、扁桃摘出などがありますが、難治です。

## 掌蹠膿疱症の漢方治療

　本症は紅斑、水疱、膿疱、落屑からなる瘙痒を伴う皮膚炎ですので、清熱・利水・解毒・祛風・駆瘀血・補血作用のある方剤が必要となります。

## 掌蹠膿疱症に対する頻用方剤

三物黄芩湯：黄芩3　苦参3　地黄6

　本疾患では手足が発赤してほてり感があるので、この方剤は本疾患に対する第一選択肢です。黄芩、苦参で清熱・解毒・燥湿・止痒しますので、紅斑や水疱・膿疱に対処します。また乾燥して落屑もみられるので、地黄で滋潤します。

十味敗毒湯：柴胡3　桔梗3　川芎3　茯苓3　防風1　甘草1
　　　　　　荊芥1　生姜1　樸樕3　独活1.5

消炎・排膿・解熱・滲出物の抑制作用があるので、水疱や膿疱、紅斑のある本症には適しています。また止痒作用も有しています。

防已黄耆湯：黄耆5　防已5　白朮3　大棗3　甘草1.5　生姜1

　掌蹠膿疱症では汗をかく夏に悪化する傾向があるところから、止汗作用のあるこの方剤がよく使われます。防已・白朮で湿をとり黄耆は固表し汗を止めます。

麻杏薏甘湯：麻黄4　杏仁3　薏苡仁10　甘草2

　皮膚の表面には血虚して燥き、内側には水湿がある場合に用いる方剤です。麻黄は外向きに水を運び、杏仁は内向きに水を引き込みます。薏苡仁は脾肺を補い、水をめぐらします。このようにして、悪い水（湿）をさばき、乾燥して水不足の場所には適量の水を運んで潤します。薏苡仁には排膿・清熱作用があるので、水疱のみならず、膿疱にも適応します。

疎経活血湯：芍薬2.5　地黄2　川芎2　蒼朮2　当帰2
　　　　　桃仁2　茯苓2　牛膝1.5　陳皮1.5　防已1.5
　　　　　防風1.5　竜胆1.5　甘草1　白芷1　生姜0.5
　　　　　威霊仙1.5　羌活1.5

　四物湯に祛風湿薬および利水薬、駆瘀血薬、清熱薬などを配合したものですので、掌蹠膿疱症に適しています。

❖**症例1** 52歳、女性。

5年前に発症。

[既往歴] 子宮筋腫。

[現　症] 159cm、58kg。右足底に紅斑、膿疱、落屑が著明にみられる。痒みがある。15年前からタバコ10本／日。便秘なし。睡眠普通。下肢に静脈怒張目立つ。腹力2〜3/5。胸脇苦満あり。

[経　過] 初診時、**荊芥連翹湯**5g＋**麻杏薏甘湯**5g、を開始。外用は活性型ビタミンD₃軟膏（オキサロール軟膏）を使用した。

3週間後、膿疱が非常に増えて、痒みも増強した。のどがすごく乾く。便秘がちになった。

　　**荊芥連翹湯**5g＋**越婢加朮湯**5g

半年後、膿疱が減り、かゆみもあまり感じなくなった。

1年後、やや膿疱増えて、亀裂もあり、痛む。ドレニゾンテープを使用。

1年3ヶ月後、ステロイドを使わずにいるが、次第に改善してきた。

1年半後、皮疹はわずかに残るだけになった。

[考　察] 膿疱が目立つので、荊芥連翹湯を、口渇があるので石膏を含む越婢加朮湯を選択したものです。すぐには効果がでませんでしたが、辛抱強く内服を続けているうちに、ある時から急速に改善してきました。

## 各論

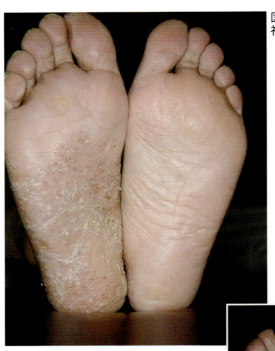

図1
初診時

荊芥連翹湯＋越婢加朮湯

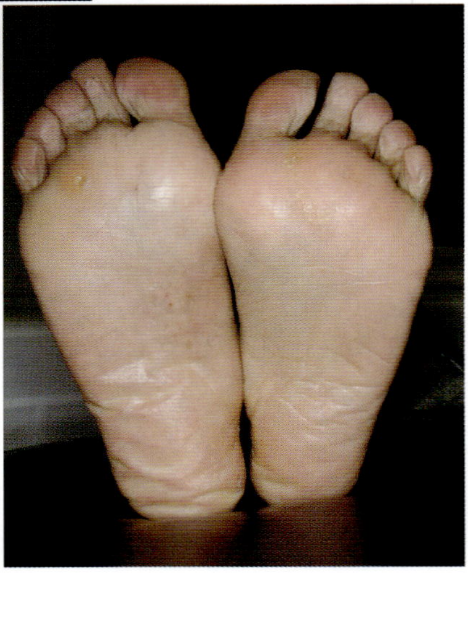

図2
1年半後

❖**症例2**　53歳、女性。

　12、3年前より発症。いろいろな皮膚科で治療をうけてきたが、よくならない。年に2、3回皮疹が悪化する。

[既往歴]　10年前、風邪をひいて気管支喘息になったことがある。扁桃炎をおこしやすい。金属アレルギーはない。タバコもすわない。

[現　症]　148cm、47kg。2年前に閉経し、冷えのぼせがある。自汗。両手掌真っ赤で落屑著明。水疱、膿疱がある。足底にも同じ症状あり。足がほてる。下腿にむくみあり。口渇あり。汗かき。腹力3/5。

[経　過]　**六味丸**5g＋**防已黄耆湯**5g

　2週間後、改善はみられない。落屑ひどく、赤むけの状態で痛みがある。

　**十全大補湯**5g＋**越婢加朮湯**5g。外用剤は紫雲膏。

　1ヶ月後、**越婢加朮湯**をのむと悪化するようだ、という。

　**十全大補湯**7.5g＋**越婢加朮湯**2.5g

　2ヶ月後、落屑や水疱が減り、膿疱は消失した。表皮がはってきて、痛みがなくなった。

　3ヶ月後、同じ薬を2週間分処方したが、以後来院せず。

[考　察]　落屑がひどく、浅い糜爛となり、痛みが強いために十全大補湯を使用して、奏効したものです。十全大補湯は糜爛や潰瘍に対して、肉芽や表皮形成を促進する作用があります。

図3　初診時

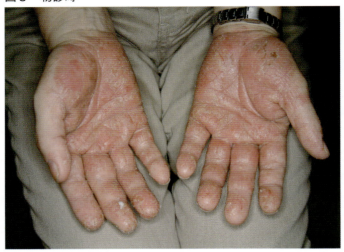

図4　2ヶ月後

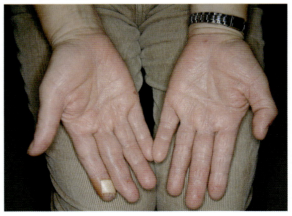

十全大補湯＋越婢加朮湯

## ❖症例3　55歳、女性。

　10年前に発症。両手掌、足底に紅斑、膿疱がある。最近、手の爪が変形してきた。ステロイド外用治療をずーと続けていたが、半年前に止めた。

[既往歴]　小児期に慢性扁桃腺肥大といわれたことがある。成人してからもよく扁桃炎をおこす。

　49歳から糖尿病。

[現　症]　164cm、54kg。ビールを毎日700mlのむ。タバコは20本／日。下痢しやすい。足は冷える。上半身に汗を沢山かく。目のくまがある。

　舌：乾燥、紅色、薄白苔。

　腹：腹力4/5。胸脇苦満あり。

[経　過]　**防已黄耆湯**5g＋**疎経活血湯**5g、外用はオキサロール軟膏使用。

　1ヶ月後、少し改善。膿疱減少。

　半年後、かなりよくなった。

　9ヶ月後(春)、やや悪化し、膿疱が少し出てきた。

　　**防已黄耆湯**5g＋**荊芥連翹湯**5g

　11ヶ月後、かかとが赤く、ひびわれて痛い。

　　**防已黄耆湯**5g＋**十味敗毒湯**5g

　1年後、ほぼ治癒。

[考　察]　多汗と扁桃炎より、防已黄耆湯と荊芥連翹湯が奏効したものと思われます。

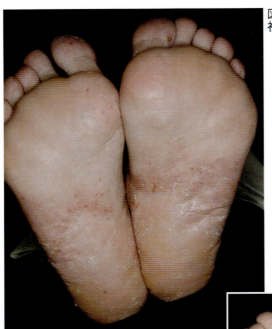

図5
初診時

防已黄耆湯＋越婢加朮湯

図6
半年後

❖**症例4** 41歳、女性。

10年前に発症。歯に金冠を5、6年前に入れた。子供の時良く扁桃炎をおこしていた。通年性の鼻炎がある。タバコ5本／日。(9年前から)。

[現 症] 158cm、45kg。便通は2、3日に1回だが気にならない。ときどき蕁麻疹が出る。口唇が季節の変わり目にあれる。月経不順あり。28～60日間隔。月経前眠くなる。だらだら続く。目のくまがある。たまにイライラする。汗はかかない方。緊張するとすぐトイレにいきたくなる。したいとおもったら、行かないともれそうになる。夕方足がむくむ。

　舌：湿、ぽってり。薄白苔。
　腹：腹力3～4/5。やわらかい。胸脇苦満あり。

[家族歴] 父、喘息。

[経 過] 両手全体発赤し、かゆみがある。膿疱、水疱、落屑を認める。手に熱を持った感じ。亀裂あり。

　X年3月、**三物黄芩湯**5g＋**五苓散**5g

　5月、水疱減ってきた。タバコをやめた。

　6月、まだ落屑、水疱多い。手背にも小さい丘疹出来ている。痒みがひどい。体のところどころに蕁麻疹がでる。
　精神的ストレスがあると皮疹が悪化し、体もかゆくなる。疲れ目あり。

　**加味逍遙散**5g＋**温清飲**5g

　8月、足底の土踏まずの所から辺縁にかけて境界明瞭な紅斑、落屑、丘疹、水疱が生じてきた。

　**加味逍遙散**5g＋**五苓散**2.5g＋**当帰飲子**2.5g

　10月、足底の皮疹はやや軽快した。

　**加味逍遙散**5g＋**防已黄耆湯**2.5g＋**当帰飲子**2.5g

各論

　X＋1年2月、皮疹をほとんど認めなくなった。
［考　察］　やや虚証で、月経不順があり、精神的ストレスで皮疹が悪化し、便秘傾向があることから、加味逍遙散の証と判断しました。汗かきではありませんでしたが、足のむくみや舌証より湿が疑われ、防已黄耆湯を、また、かゆみとかさかさした皮疹より当帰飲子を選択して奏効しました。

図7　初診時

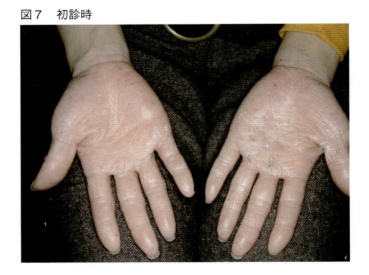

図8　5ヶ月後

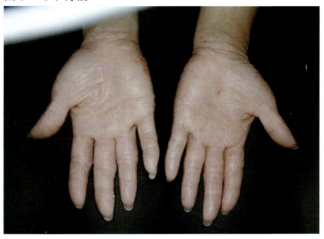

図9　1年半後

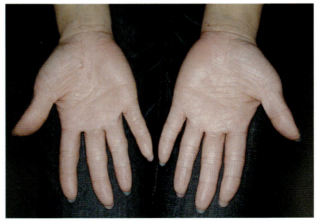

加味逍遥散加味

❖**症例5** 52歳、男性。

4年前に歯の治療を受け、金冠をかぶせた。その1ヶ月もたたないうちに手足に発症した。

[現　症] 両手掌足底に広く光沢ある紅斑と膿疱や水疱を認める。ぼろぼろ皮がむけてくる。168cm、67kg。足がほてって眠れない。若い時から風邪をひきやすく、ひくと熱が出て、皮疹も悪化する。疲れやすい。タバコ40本／日。皮膚浅黒い。乾燥肌。金属パッチテストで水銀に弱陽性の他は陰性。腹力4/5。

[経　過] 初診時、**五苓散** 7.5g ＋ **六味丸** 7.5g

　1ヶ月後、すこし水疱がかわいてきた。

　　**三物黄芩湯** 7.5g

　2ヶ月後、紅斑は広くあるが、水疱や膿疱は少なくなった。落屑多い。右肘関節痛を訴える。

　　**疎経活血湯** 7.5g ＋ **防已黄耆湯** 7.5g、外用はオキサロール軟膏。

　3ヶ月後、右肘関節痛はなくなった。皮疹改善してきた。

　6ヶ月後、足がほてって、いたがゆく、夜眠れない日がある。足底の皮疹悪化。右膝関節痛がある。

　　**疎経活血湯** 7.5g

　8ヶ月後、経過はよいが、まだ少し足がほてる。膝の関節痛はよくなった。

　　**疎経活血湯** 7.5g ＋ **六味丸** 2.5g

　11ヶ月後、六味丸は乾燥して亀裂が生じたときに足している。かなりよくなり、膿疱も少なくなった。

[考　察] 始めは足のほてりが強かったので、三物黄芩湯にし、その後、肘や膝の関節痛があるので、疎経活血湯に変方しました。これにより関節痛のみならず、皮疹の改善もみました。六味丸も足のほてる時によく使います（陰虚によるので）。

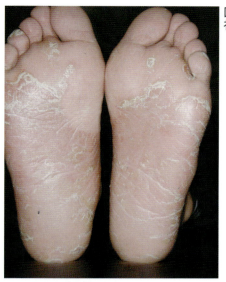

図10 初診時

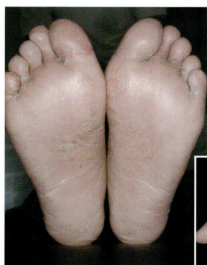

図11 半年後

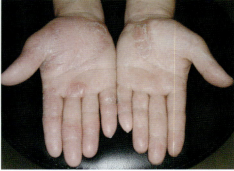

各論

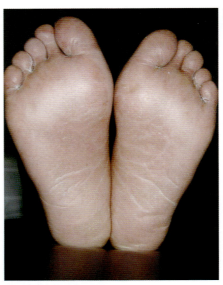

図12 9ヶ月後

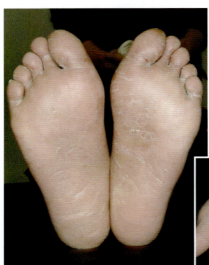

図13 11ヶ月後

疎経活血湯加味

### ❖症例6　69歳　女性。

5年以上前より発症。4年前からいろいろな皮膚科にかかっているが、治らない。

［既往歴］　4ヶ月前、膀胱炎を患ってから、陰部に痛みがある。緑内障。タバコを長年20本／日すっている。

［現　症］　148cm、60kg。水太りの体型。軟便傾向。疲れやすい。睡眠は良好。食欲旺盛。汗はでない方。

　脈：遅。舌：乾燥、暗赤色、無苔、胖大。亀裂あり。

　腹：腹力3/5。膨満し、ぶよぶよしている。

　下肢に静脈の拡張目立つ。血圧150/90mmHg。

［経　過］　**防已黄耆湯**5ｇ＋**疎経活血湯**5ｇ、外用はマキサカルシトール軟膏。

　2ヶ月後、陰部の痛みがかなり減って楽になった。体が軽くなった。
　　皮疹も改善してきた。
　　しかし、その後来院しなくなった。

［考　察］水太りの体型より防已黄耆湯を選択しました。疎経活血湯は四物湯を含むので、血管の走行が目立つ者には有効と判断して使用しました。この処方は掌蹠膿疱症にしばしば有効です。

各論

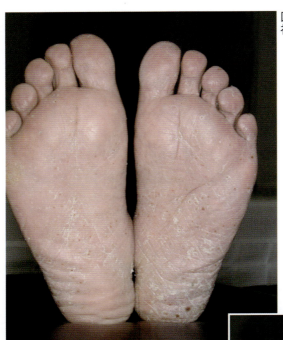

図14
初診時

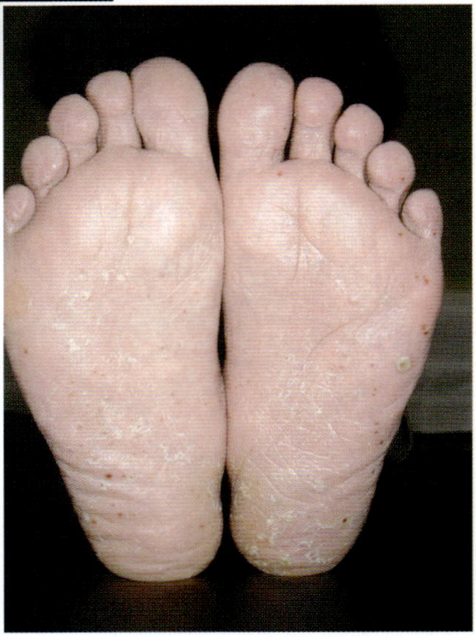

防已黄耆湯＋疎経活血湯

図15
2ヶ月後

❖**症例7** 68歳、女性。

1年前右足底に落屑、紅斑が生じ、某大学病院で掌蹠膿疱症と診断され、ステロイド外用にて治療を受けていた。

[既往歴] 金属アレルギーがある。扁桃炎はない。44年間タバコを20本／日すっている。2年前逆流性食道炎。

[現　症] 151cm、52kg。便秘3日に1回。ときに軟便・下痢。お腹が張る。寝付きが悪い。頭痛。耳鳴り。肩こり。口内炎ができやすい。口の中がねばねばする。口渇。咳が出やすい。腰痛。

　舌：厚い白膩苔。舌下静脈怒張。

　脈：弦。

　腹：腹力2/5。やわらかい。小腹の方は硬い。足冷たくむくみあり。静脈の拡張目立つ。

[経　過] **竹筎温胆湯**5g＋**疎経活血湯**5g。外用はグリパスC。

2週間後、咳が減り、白膩苔がとれてきた。口の中のネバネバ感がとれた。

1ヶ月後、膿疱が増えた。手足がほてる。痛がゆい。

**三物黄芩湯**5g＋**桔梗石膏**4g＋**小建中湯**5g

2ヶ月後、かなりよくなった。

4ヶ月後、非常に改善。

[考　察] 手足がほてるので、三物黄芩湯を、膿疱、口渇、タバコによる咽頭発赤のため桔梗石膏を使用しました。小建中湯は便秘があるが、ときに下痢をしたり、お腹がはるので、腸が弱いと考えて使用しました。小建中湯で便秘が良くなることは、しばしばあります。

各論

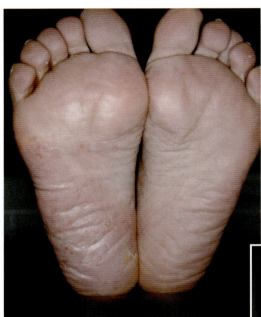

図16
初診時

三物黄芩湯＋桔梗石膏＋小建中湯

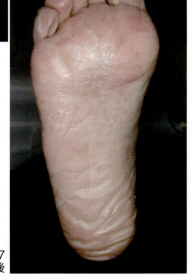

図17
4ヶ月後

❖**症例8** 42歳、女性。

２年前に発症。手掌、足底に紅斑、膿疱、水疱、落屑がある。
［現　症］ 154cm、49kg。月経は 30 日周期。月経痛がある。肩こりがあり、ひどくなると吐き気がする。やや汗かき。タバコ 10 年前より５本／日すっている。口唇暗赤色。足冷える。夕方足むくむ。

脈：沈、弱。

舌：乾燥、舌下静脈軽度怒張。

腹：腹力 3/5。

［経　過］ 両足底に広く落屑している。

初診時、**猪苓湯** 5g ＋ **温経湯** 5g ＋ **越婢加朮**湯 2.5g、外用は活性型ビタミン D₃ 軟膏（オキサロール軟膏）。

２ヶ月後、膿疱は少し減少。落屑多いが、赤味は減少。

８ヶ月後、膿疱数個。光沢が減少。しかし、まだ落屑あり。痒みが時々ある。膿疱は左右足底に５、６個づつだが、月経が終わると膿疱が増加する。

**荊芥連翹湯** 5g ＋ **温経湯** 5g ＋ **防已黄耆湯** 5g

１年後、手足にひびわれがあり、痛い。膿疱は少ない。落屑は増加。

**荊芥連翹湯** 5g ＋ **防已黄耆湯** 5g

１年半後、足に膿疱が 20 個ほどあるが、手の膿疱は消失した。かゆみも少なくなった。タバコまだ５本／日すっている。同じ処方、１ヶ月分出したが、その後来院せず。

［考　察］ 汗かき、むくみ傾向より防已黄耆湯を、膿疱が多く、また喫煙により咽頭発赤があるため、荊芥連翹湯を選択しました。掌蹠膿疱症は経過が長く、完治までに時間がかかるので、治療途中で受診しなくなることが少なくありません。

## 各論

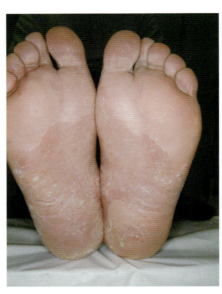

図 18 初診時

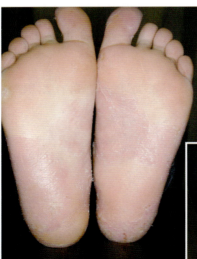

図 19　10ヶ月後

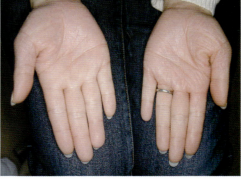

掌蹠膿疱症

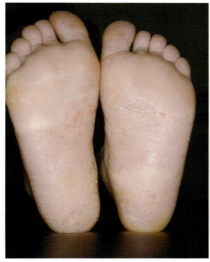
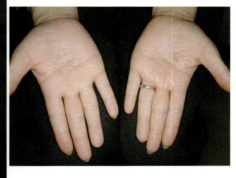

図20　1年4ヶ月後

荊芥連翹湯加味

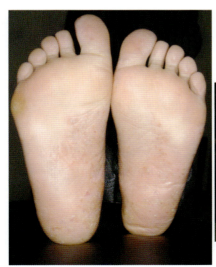
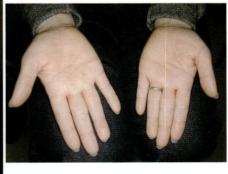

図21　1年7ヶ月後

❖**症例9** 64歳、女性。
　18年前に発症。
［既往歴］　10年前、痔の手術。2年前、子宮脱。胆管結石。
［家族歴］　父、脳出血で死亡(52歳)。兄、糖尿病。
［現　症］　154cm、50kg。25歳からタバコを毎日6、7本すっている。やや便秘傾向。風邪をひきやすく金属パッチテストで、クロム、コバルト、すず、白金に弱陽性。
　舌：歯圧痕、濃赤色。舌下静脈怒張。
　腹：腹力3/5。
［経　過］　膿疱を多数認める。
　　　**小柴胡湯加桔梗石膏**5g＋**薏苡仁湯**5g
　2ヶ月後、膿疱が消失し、発赤、痒みが減少した。
　3ヶ月後、痒みが増し、ときどき膿疱が出現する。
　　　**小柴胡湯加桔梗石膏**5g＋**排膿散及湯**5g
　5ヶ月後、まだ痒い。指に水疱目立つ。
　　　**小柴胡湯加桔梗石膏**5g＋**疎経活血湯**5g
　6ヶ月後、かなり改善。
　1年半後(夏)、手掌全体赤くなり、水疱が多数出現した。
　　　**防已黄耆湯**5g＋**麻杏薏甘湯**2.5g＋**十味敗毒湯**2.5g
　1年9ヶ月後、ほぼ皮疹はなくなった。
［考　察］　掌蹠膿疱症は夏に悪化することがよくあります。発汗が増悪因子になっていると考えられます。防已黄耆湯を用いる理由です。

図 22　初診時

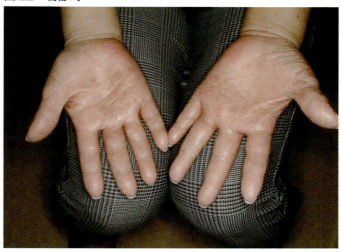

図 23　1 年半後

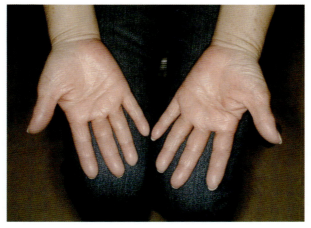

小柴胡湯加桔梗石膏加味

## 各論

❖**症例10**　50歳、女性。

　1年前の夏、手掌に水疱、紅斑、膿疱が出始めた。その2ヶ月前、歯の治療をうけた。虫歯が多くそれ以前にもよく歯科にかかったことがある。タバコは20歳から25歳まですっていた。

［既往歴］　特になし。

［家族歴］　母、サバで蕁麻疹。兄、卵アレルギー。

［現　症］　156cm、47kg。頭痛があり、吐き気をともなう。去年の春から耳鳴り（キーンという金属音）。肩こりがひどい。自汗著明。寒がり。

　舌：湿、白膩苔。

　腹：腹力3/5。振水音あり。足冷たい。静脈怒張あり。

［経　過］　初診時、**桂枝茯苓丸**5g＋**越婢加朮湯**5g＋**当帰飲子**5g

　1ヶ月後、水疱は著明に減少。

　　**防已黄耆湯**2.5g＋**当帰飲子**2.5g（朝）、**胃苓湯**2.5g＋**加味逍遙散**2.5g（夕）

　4ヶ月後、落屑が少なくなり、紅斑もうすくなった。

　6ヶ月後、庭仕事して少し手あれた。

　　**桂枝茯苓丸加薏苡仁**5g＋**防已黄耆湯**5g

　10ヶ月後（夏）、水疱が沢山生じてきた。

　　**三物黄芩湯**5g＋**越婢加朮湯**5g

　1年後、水疱はかなり減少したが、まだ落屑多い。

　　**温清飲**5g＋**防已黄耆湯**5g

　1年半後、ほとんど皮疹認めず。

　以後、来院せず。

［考　察］　この症例はやや虚証で、多汗、瘀血体質ですので、防已黄耆湯、加味逍遙散や桂枝茯苓丸加薏苡仁を使用し、奏効したものです。急性増悪時には三物黄芩湯＋越婢加朮湯のような清熱利水剤が必要でした。

図24 初診時

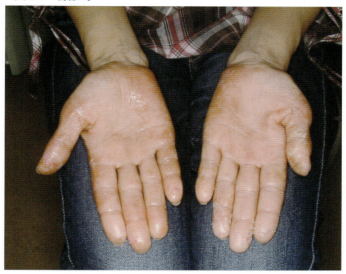

図25 2ヶ月後

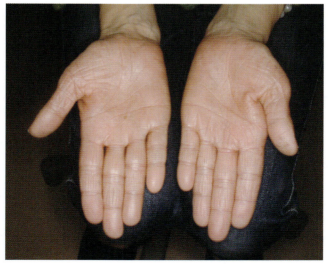

図26　5ヶ月後

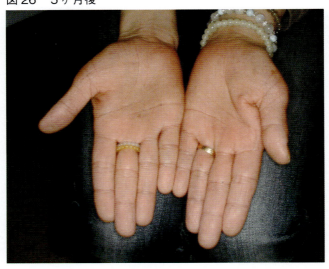

❖**症例11**　36歳、女性。
　2年前の春、両手掌、足底に紅斑、膿疱、落屑がみられるようになった。痒い。
［既往歴］　2年前、副鼻腔炎。
［現　症］　159cm、64kg。天気が悪い日や疲れた時に頭痛。肩こり。足がむくみやすい。金属パッチテストでクロム、白金に陽性。3年前、歯の治療を受けた。タバコはすわない。風邪をひきやすく、ひくとすぐ扁桃炎をおこす。扁桃やや肥大。
　舌：白膩苔。少し青っぽい淡赤色。

腹：腹力 4/5。ブヨブヨしている。胃内停水。

［経　過］　初診時、**小柴胡湯加桔梗石膏**5g＋**防已黄耆湯**5g

3ヶ月後、まだ少し落屑、小水疱あり。

　**小柴胡湯加桔梗石膏**5g＋**加味逍遙散**5g

5ヶ月後、かなり改善。

10ヶ月後、少し落屑あるのみ。

　**桂枝茯苓丸加薏苡仁**5g

1年2ヶ月後、ほぼ治癒。

［考　察］　胸脇苦満はありませんでしたが、扁桃炎をおこしやすいため、小柴胡湯加桔梗石膏を選びました。防已黄耆湯は水太りの体型からです。タバコをすわないことから、経過がよかった症例です。

図27　初診時

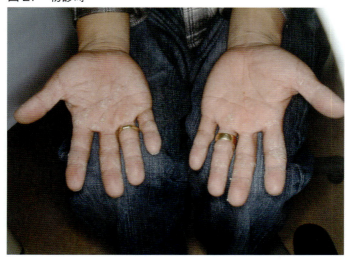

図28　1年後

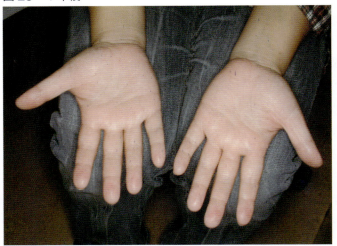

# 尋常性乾癬

　尋常性乾癬は厚い鱗屑を伴った境界明瞭な紅斑が身体各部に出現する慢性の炎症性皮膚疾患です。戦後、日本人の食生活が欧米化することに伴って患者数が増加してきました。

　病因として遺伝的要因や薬剤、または扁桃・歯根部・副鼻腔・胆石などの病巣感染が誘因となる場合があります。

　尋常性乾癬の病理組織像は下図のように、表皮索の肥厚・延長、乳頭層の延長・浮腫、表皮内への細胞浸潤が特徴で、ときに角層への好中球の浸潤によりMUNRO微少膿瘍が形成されます。真皮では血管周囲の細胞浸潤や浮腫が認められます。

　その病態は表皮の基底細胞から角化細胞になるまでの時間(ターンオーバー)が正常の1/7〜1/8に短縮し、そのため正常の角化がおこらず、不全角化となっています。

　漢方学的にみると主に下記のような病態と考えます。

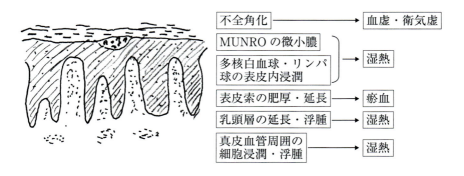

血虚・衛気虚・瘀血・湿熱でありますから、尋常性乾癬の漢方治療は、駆瘀血剤＋清熱剤＋黄耆が基本となります。しかし、細胞分裂の異常があることから、腎気の異常や肝の気機調節の異常も関与している場合があります。また水や血の滞りがあることから、気血を動かす気の異常も忘れてはなりません。

　駆瘀血剤のうち、実証（病邪とはげしく対抗できる者）から虚証（抗病力の弱い者、基礎体力の弱い者）になるにしたがって、通導散、桃核承気湯、大黄牡丹皮湯、桂枝茯苓丸、加味逍遙散、当帰芍薬散などを使いわける必要があります。

　清熱剤には黄連解毒湯、三物黄芩湯、茵蔯蒿湯、猪苓湯、梔子柏皮湯、桔梗石膏などがありますが、これらは熱邪に湿邪が加わった湿熱にも対応します。

　黄耆は補気、昇陽と、排膿、利水、固表止汗、消腫、托毒の作用があり、皮膚の機能を強化する働きがあります。

　尋常性乾癬は、その名が示すように乾燥性の皮疹であるので、血虚と考えられ、四物湯類がよく用いられます。なかでも温清飲と当帰飲子はその代表的なものです。温清飲は主に壮年者に、当帰飲子は老人に使われます。四物湯類にはこのほか、滋陰降火湯、疎経活血湯、荊芥連翹湯などがあります。

　尋常性乾癬の漢方治療には、この他柴胡剤もよく使われます。扁桃炎や結核などの感染症の既往のある者で、胸脇苦満が認められる場合や免疫異常、またはストレスを感じている者などに使用されます。

## 尋常性乾癬の治療

実証 ↑↓ 虚証

| 駆瘀血剤 | + | 清熱剤 | + | 黄耆 |
|---|---|---|---|---|
| 通導散<br>桃核承気湯<br>大黄牡丹皮湯<br>桂枝茯苓丸<br>加味逍遙散<br>当帰芍薬散 | 温清飲<br><br><br><br><br>当帰飲子 | 茵蔯蒿湯<br>黄連解毒湯<br>三物黄芩湯<br>梔子柏皮湯<br>桔梗石膏<br>猪苓湯 | | 防巳黄耆湯<br><br><br><br><br>桂枝加黄耆湯 |

## 駆瘀血剤

実証 ↑↓ 虚証

- 通導散・・・・・・便秘、のぼせ、気滞、頭痛
- 桃核承気湯・・・便秘、精神神経症状
- 大黄牡丹皮湯・・・便秘、精神神経症状はない
- 桂枝茯苓丸・・・・肩凝り、赤ら顔、
- 加味逍遙散・・・・心気症、多彩な愁訴、冷え症
- 当帰芍薬散・・・・冷え症、水滞、顔色すぐれない

❖**症例1**　67歳、男性。

20歳の時、発症。既往歴にアルコール性肝炎、肝硬変、糖尿病、高血圧がある。

168cm、59kg。当帰飲子5gを開始。すみやかに皮疹の改善をみた。

［考　察］　この患者は高齢であり、肝硬変などの基礎疾患があるので、虚証と考え、**当帰飲子**を選択しました。また細絡も著明であったので、血管を強化する作用のある**四物湯**を含む**当帰飲子**は適しています。大塚敬節は「老人の乾癬には当帰飲子の、若い人には温清飲の証が多いと思う」と述べています。

※大塚敬節『症候による漢方治療の実際』546頁、南山堂、1993年

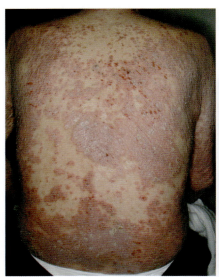
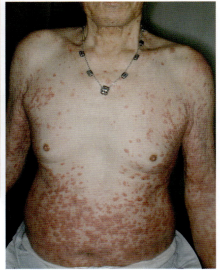

図1
初診時

尋常性乾癬

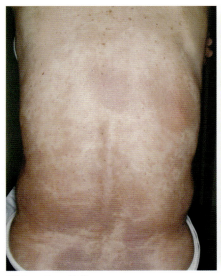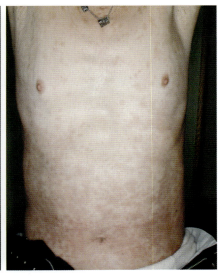

図2　2ヶ月後

当帰飲子

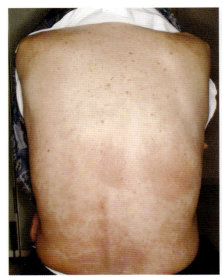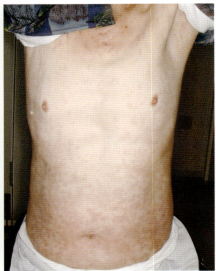

図3　3ヶ月後

❖**症例2** 35歳、女性。

152cm、59kg。やや水太りの体型。軽度の月経痛と肩こりがある。腹力良。

［初診時］ 温清飲5ｇ＋桂枝茯苓丸5ｇを開始し、次第に角化がとれ、薄い紅斑を残すのみとなった。5ヶ月後、その後はあまり変化がないため、水太りの体型を考慮して、温清飲5ｇ＋防已黄耆湯5ｇに変更。これにより速やかに紅斑が消失した。

［考　察］ 尋常性乾癬の漢方治療の一番報告が多いのは**温清飲**です。乾燥し発赤し、若い人であるので、**温清飲**を選択しました。月経痛から**桂枝茯苓丸**を、水太りの体型から**防已黄耆湯**を選択したものです。

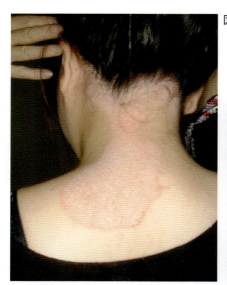

図4

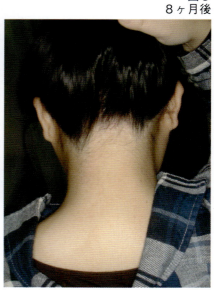

図5
8ヶ月後

温清飲＋桂枝茯苓丸→
温清飲＋防已黄耆湯

❖**症例3** 74歳、男性。

20年前に発症。頭部、四肢、顔面、躯幹に角化性小紅斑を多数生じた。

170cm、63kg。高血圧で治療中。自汗著明。下肢に軽度の浮腫と静脈怒張を認めた。疲労感がある。

防已黄耆湯7.5g＋十味敗毒湯7.5gを開始した。皮疹は徐々に減少し、3ヶ月後ほとんど消失した。また発汗量も減少し、疲労感も軽減した。

［考　察］　**防已黄耆湯**は水太りの女性に多用されますが、本患者のように水太りではなくても、多汗があれば使用できます。**黄耆**は補気の作用があり、疲労感の軽減に効果がありました。**十味敗毒湯**は皮疹が小さくて散在性の時に用いられます。

図6　初診時

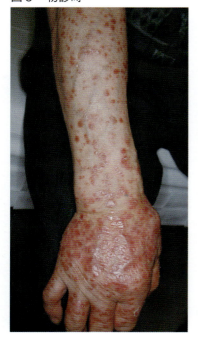

図7　2ヶ月半後

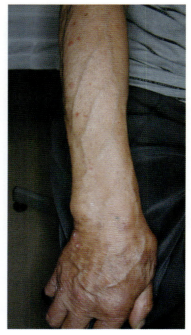

## 各論

❖**症例4** 30歳、男性。

15年前に発症。主に背部や両下肢に鶏卵大から手掌大の角化性紅斑が散在する。痒みあり。

170cm、83kgの肥満型。口渇、多飲、多汗症、暑がりで、腹部はやわらかく膨満していた。

検査所見は、赤血球数 $595×10^4/\mu l$、Hg 18.1g/dl、Ht 53.6％、AST 88IU/l、ALT 120IU/l、TG 205mg/dl、FBS 257mg/dl、HbA1C 11.5％、尿糖＋3、尿蛋白＋1であり、多血症、肝機能障害、高脂血

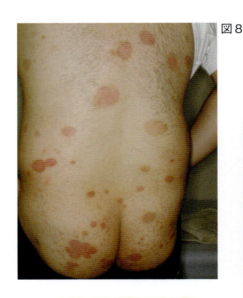

図8

防已黄耆湯＋六味丸

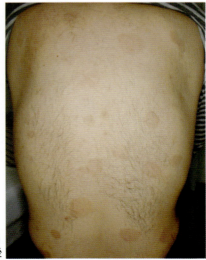

図9
3ヶ月後

症、糖尿病があった。食事指導をし、**防已黄耆湯**5g＋**六味丸**5gを開始した。皮疹と検査所見は順調に改善し、3ヶ月後、皮疹はほとんど消失した。体重も68kgに減少した。

［考　察］　肥満、多汗症があるので、防已黄耆湯を、糖尿病、口渇、暑がりより六味丸を選択しました。漢方治療は体全体の証をみて行うので、皮疹のみならず、体調もよくなることが少なくありません。

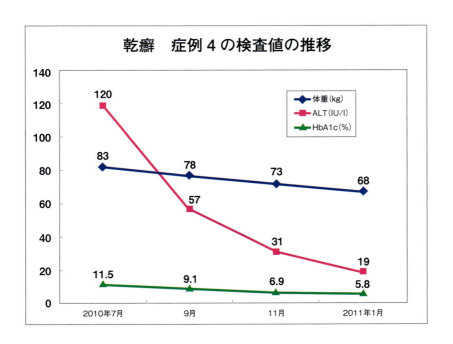

### ❖ 症例5　69歳、男性。

　1年前に発症。3ヶ月前より急に悪化し、ほぼ全身に皮疹が拡大した。激しい痒みがある。中肉中背。赤ら顔。目充血している。便秘がち。舌下静脈怒張。腹部膨満。腹力良。左右下腹部に圧痛がある。**桂枝茯苓丸** 7.5gを開始。漸次皮疹は消退した。

［考　察］　舌下静脈怒張、下腹部圧痛より瘀血と考えられ、腹力良、肩こり、赤ら顔であるので、桂枝茯苓丸を選択しました。これにより、すみやかに痒みがとれ、便通もよくなり、のぼせの症状である赤ら顔や目の充血もとれました。桂枝はのぼせの症状をとります。

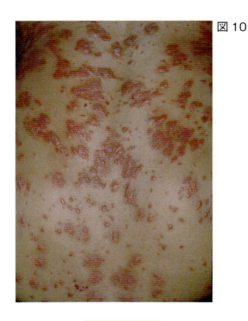

桂枝茯苓丸

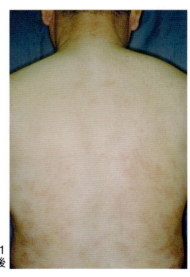

図10

図11
6ヶ月後

❖**症例6**　43歳、女性。

　1年前に発症。背部、腹部、四肢に広く皮疹を認める。頭部には脂漏性皮膚炎様の鱗屑を認めた。

　162cm、58kg。月経痛、易疲労性、目のくま、顔や足の浮腫傾向、頭痛、眩暈がある。その他、イライラ、咽のつまった感じ、胃もたれ、下痢し易い、寒がりなどの症状がある。舌の瘀斑を認めた。腹力は良い。左下腹部圧痛あり。

[初診時]　下痢傾向と瘀血、脂漏性皮膚炎様症状より、**柴苓湯**6g+**桂枝茯苓丸加薏苡仁**5g+**麻杏薏甘湯**5gを開始。軟便2回／日となり、鱗屑は減少したが、激しい痒みが続いた。また蕁麻疹が出るようになった。

　2ヶ月後、**越婢加朮湯**5g+**十味敗毒湯**5g+**桂枝茯苓丸加薏苡仁**5gに変方し、徐々に軽快してきた。易疲労性、頭痛、眩暈は軽快した。しかし、まだ蕁麻疹が出て、月経痛も強い。

　5ヶ月後、**茵蔯五苓散**5g+**桂枝茯苓丸加薏苡仁**5g+**排膿散及湯**5gに変方した。これにより皮疹は消失し、蕁麻疹も出なくなった。

[考　察]　月経痛・目のくま・頭痛・瘀斑・下腹部痛などは瘀血の症状であり、腹力が良いところから桂枝茯苓丸を選択しました。麻杏薏甘湯は頭部の脂漏性皮膚炎のフケに効果があります。薏苡仁は湿熱をとり排膿消腫の作用があるため、疣贅や痤瘡、および毛孔苔癬などの角化性皮疹によく用いられます。

　この患者は胃もたれや軟便傾向があり、胃腸が弱いと考えられるため、清熱剤として黄連解毒湯よりは弱い排膿散及湯を用いました。

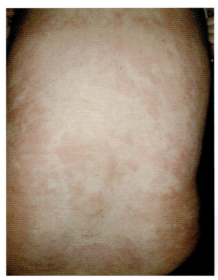

図12
初診時の背部の皮疹

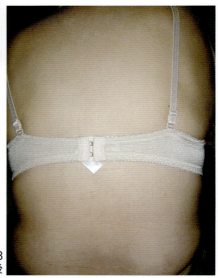

図13
10ヶ月後

❖**症例 7** 75 歳、男性。

[初　診] 平成 25 年 8 月 27 日。

　62 歳のとき発症。腰から始まり徐々に全身にひろがった。大学病院をはじめ、いろいろな皮膚科にかかったが、最近は一番強力なステロイドの外用剤を毎日ほぼ全身に塗っている。

[既往歴] 高血圧、70 歳から。糖尿病、70 歳から

[現　症] 158cm、52kg。

　血圧 170/72mmHg。FBS 230mg/dl。HbA1C 7.1％。

　WBC 4900/$\mu$l、RBC 389×$10^4$/$\mu$l、Hb 11.7g/d$\ell$、Ht 37.5％。

　全身の皮膚は赤く、紅皮症状態。四肢に紫斑を多数認める。下肢にかなりはっきりしたむくみを認める。夜間尿 1、2 回、腰痛あり。

[初診時] **牛車腎気丸** 5g を開始した。外用はいままでのステロイド軟膏は週 4 日使用し、他の日はマキサカルシトール軟膏を塗布するように指示した。

　2 週間後、赤味が減少し、下肢のむくみも少し軽快したが、便秘がちになった。

　**牛車腎気丸** 5g + **通導散** 2.5g + **猪苓湯** 2.5g とする。

4 週間後、便秘はしなくなった。「いままでで一番きれいです」という。

6 週間後、全身に落屑を著明に認める。外用をプロペトに変更した。夕方になると下肢がむくむ。

　紅斑はかなりうすくなった。紫斑が減少し、わずかとなる。やや軟便になった。

　**牛車腎気丸** 5g + **桂枝茯苓丸** 2.5g + **猪苓湯** 2.5g

8 週間後、落屑はほとんどなくなり、乾癬の皮疹もほとんど認めなくなった。

　**牛車腎気丸** 5g + **桂枝茯苓丸** 5g。外用剤はなにも使用していない。

各論

［考　察］　初診時、紅皮症にみえたのは、長年にわたって強力なステロイドの軟膏を塗り続けたためで、紫斑が多かったのも同様の理由だろうと思います。漢方によりステロイドの外用をせずにすむようになると、紅皮症の症状はなくなり、紫斑も消失し、下肢のむくみも減退しました。

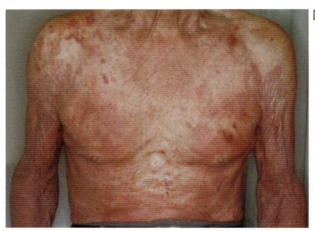

図14

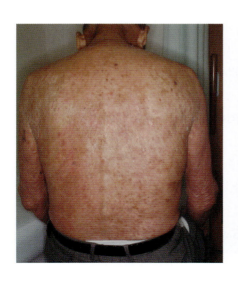
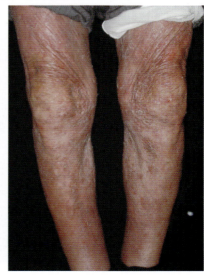

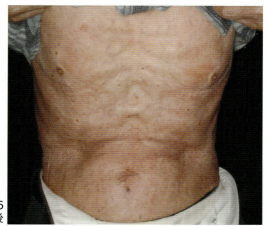

図15
3ヶ月後

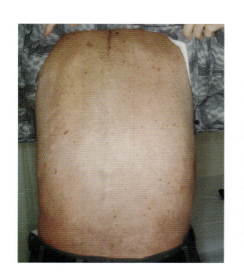

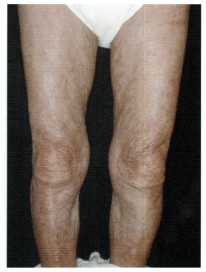

牛車腎気丸5g＋通導散2.5g＋猪苓湯2.5g→
牛車腎気丸5g＋桂枝茯苓丸5g

## 各論

❖**症例8** 75歳、女性。

25年前に発症。既往歴：高血圧、副鼻腔炎、痔核。

150cm、39kg。小柄でやせている。冷え症。朝、水様の鼻水が出る。腹部は柔らかく胃内停水を認めた。**当帰芍薬散**7.5gを開始したところ、1ヶ月後にはほぼ皮疹は消失した。その後も内服を継続し、冷え症も改善した。

［考　察］　この患者はやせて、なんとなく水っぽい体質で、舌下静脈の怒張と下肢などに静脈の走行が顕著にみられました。瘀血と水滞に適応のある**当帰芍薬散**が奏効したものと考えられます。

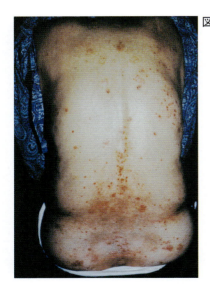

図16

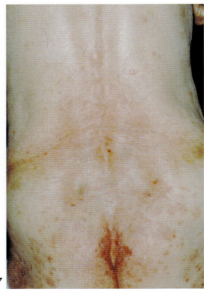

図17

## ❖症例9　41歳、女性。

　9年前に発症。すみやかに全身にひろがった。複数の皮膚科で治療をうけていたが、効果なく来院した。

　160cm、46kg。便通は2、3日に1回。ときどき下痢をする。月経は順調。月経痛はない。疲れやすい。汗をかきやすい。足が冷える。舌に白膩苔。舌下静脈怒張。腹力やや弱い。胃内停水著明。

　**加味逍遙散＋当帰飲子、当帰芍薬散＋六君子湯、当帰芍薬散＋桂枝加黄耆湯、桂枝加黄耆湯＋桔梗石膏**などはいずれも始めは著効を示し、ほぼ治癒するか、と思われるも、続けているうちにふたたび、皮疹が増え、もとの状態に戻る、ということを繰り返した。これらの方剤の組み合わせを変えれば、よいのではないかと推測し、結局、**当帰飲子**5g＋**桂枝加黄耆湯**4gにしたところ、著効を示し、1ヶ月後には皮疹は全く消失し、3ヶ月後終診となった。3年後再発したが、**当帰飲子＋桂枝加黄耆湯**ですみやかに消退した。

［考　察］　疲れやすく、汗をかきやすい、腹力弱いことより桂枝加黄耆湯が、また虚証の乾癬には当帰飲子がよいことより、この処方が奏効したものです。患者は当帰飲子の味は好きだが、当帰芍薬散の味は好きではない、とのべていたが、やはり好きな味は証にあっている事が多いが、好きでない場合は証にあわないことを実感した症例です。

各論

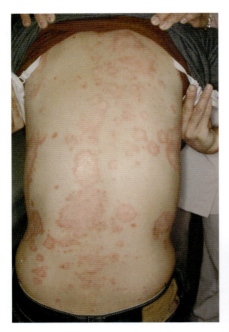

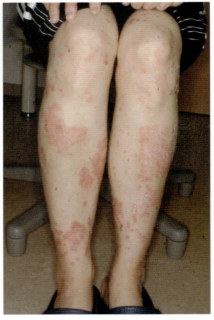

図18
初診時

尋常性乾癬

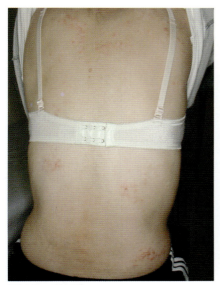

図19　半年後

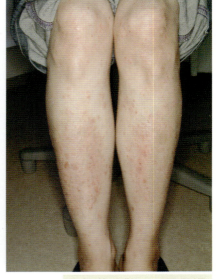

当帰芍薬散＋六君子湯

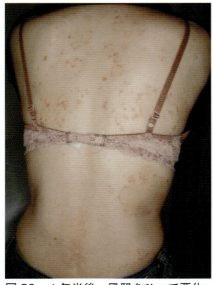

図20　1年半後、風邪をひいて悪化

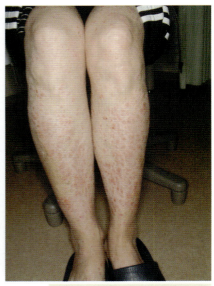

桂枝加黄耆湯＋桔梗石膏

各論

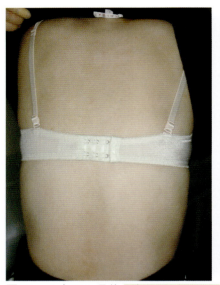
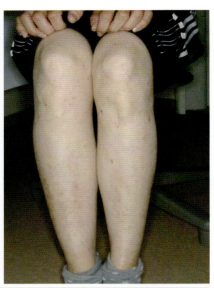

図21　1年8ヶ月後　　当帰芍薬散＋六君子湯→桂枝加黄耆湯＋桔梗石膏

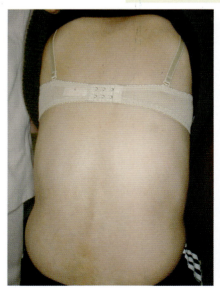
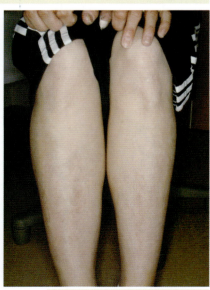

図26　2年7ヶ月後　　　　　　　　桂枝加黄耆湯＋当帰飲子

### ❖症例10　66歳、男性。

　15年前に発症。160cm、60kg。舌下静脈怒張。目のくまがある。便通に異常なし。夜間尿2回。寝付きが悪い。神経質。腹力やや良い。胸脇苦満がある。風邪をひくと頸部リンパ節がはれる。小柴胡湯、当帰飲子、十味敗毒湯などいろいろ試みたが、無効。この患者はいつも診察室に入るなり、「ダメだ、全然きかない」「すこしも良くならない」と先ず文句をいう患者であった。そこで**加味逍遙散**5gにしたところ、2週間後、著明に皮疹改善し、2ヶ月後ほとんど皮疹は消失した。夜間尿の回数が減じ、寝付きもよくなった。

［考　察］　加味逍遙散は心気症的傾向があり、いろいろと訴えが変わる者に用いるところから選択しましたが、舌下静脈怒張や目のくまがあることより瘀血があり、かつ胸脇苦満があることより加味逍遙散は適当であったと考えられます。女性に用いられる事が多いのですが、この例のように男性にも用いることができます。

図23 初診時

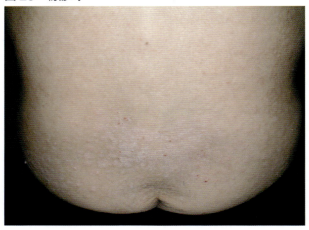

図24 3ヶ月後

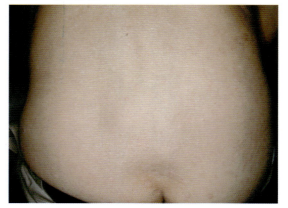

### ❖症例 11  74 歳、男性。

[初　診]　平成 24 年 10 月 19 日。10 年前に発症した。
[既往歴]　5 年前に胃癌で胃の 6 分の 5 摘出。高血圧や糖尿病はない。
[家族歴]　家族に乾癬はいない。
[現　症]　下腿前面と腰部を中心に乾癬の皮疹を多数認める。痒みがある。167cm、69kg。タバコを 50 年間毎日 20～25 本すっていたが、5 年前に止めた。お酒もたくさん飲んでいたが、それも 5 年前にやめた。血液生化学検査では中性脂肪が 191mg/dl とやや高い他は異常なし。下肢に細絡目立つ。やや浮腫気味。夜間尿 2 回。

舌：やや紫色がかっている。白苔。
腹：膨満している。腹力 5/5。胸脇苦満あり。

[初診時]　**大柴胡湯** 5g + **黄連解毒湯** 5g を開始。外用は活性型ビタミン D₃ 軟膏を処方した。

3 ヶ月後、少し赤味が減少。痒みはまだある。

その後、**温清飲** + **茵蔯蒿湯** + **防已黄耆湯**に変方したが、無効。

8 ヶ月後、**大柴胡湯** 5g + **加味逍遙散** 5g + **当帰飲子** 5g に変更した。

9 ヶ月後、著明改善。うすい紅斑を下腿前面に認めるが、腰部は皮疹が消退した。「いままでで一番よい」と本人の言。

1 年後、ふたたび悪化傾向がでてきた。腰部にも皮疹が再発した。

**大柴胡湯** 5g + **加味逍遙散** 5g + **茵蔯蒿湯** 5g に変方。

その 4 週間後、下腿にごくうすい紅斑を認めるのみで、腰部の皮疹も消退した。

[考　察]　この患者は皮疹が悪くなると温泉にいって療養してはある程度の改善をみていたそうです。腹証や飲酒の既往より大柴胡湯を、かゆみと発赤より黄連解毒湯を使用しました。その後やはり年齢を考え、当帰飲子としました。加味逍遙散は漢方の効果に余り期待していない口ぶりだったことと、神経症的だったためです。茵蔯蒿湯は二宮先生が乾癬

に用いた症例を多く示されていたため、それにならって使用しました。

　※二宮文乃『皮膚疾患　漢方治療マニュアル』94〜107頁、現代出版プランニング、1998年

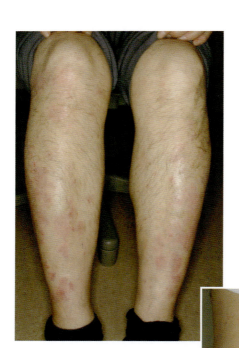

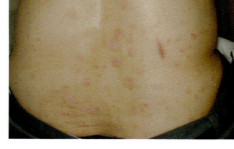

図25
初診時

尋常性乾癬

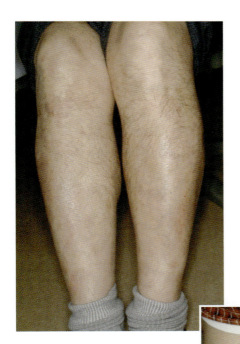

図26
1年1ヶ月後

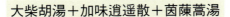

大柴胡湯＋加味逍遥散＋茵蔯蒿湯

## 各論

### ❖ 症例 12　62歳、女性。

　6ヶ月前より頭部、四肢と背部に角化性紅斑を生じてきた。軽度の瘙痒を伴う。1年前の夏の2ヶ月間、毎夜アイスクリームを食べていたという。

［既往歴］　35歳から片頭痛があり、数ヶ月に1度は吐き気のため3日間寝込む。52歳より高脂血症の治療中。

［現　症］　皮疹は淡い紅斑で鱗屑も厚くはなかった。147cm、40kg。便秘。子宮筋腫がある。自覚症状として、寝付きが悪く途中覚醒があり、肩こりや足の冷え、多汗があった。

　舌：湿。薄白苔。やや痩。くすんだ赤。
　脈：沈、虚。
　腹：腹力弱く、臍上悸を触れた。心下部に振水音を認めた。

［経　過］　**半夏白朮天麻湯**5gを開始した。1ヶ月後、皮疹は著明に減退し、上腕の皮疹はほとんどなくなり、頭部の皮疹からの落屑が減少した。2ヶ月後、下肢の皮疹がすべて消失したが、顎と耳のまわりに薄い紅斑が残存していて、軽度の痒みがあった。**半夏白朮天麻湯**5g＋**消風散**2.5gに変方したところ、その2週間後、すべての皮疹が消失した。その後、**消風散**は中止して**半夏白朮天麻湯**のみとしたが、頭痛もほとんど感じなくなり、寝込むこともなくなった。便通もよくなり、体の冷え、睡眠も改善して、良好な体調を自覚するようになった。

［考　察］　この症例はほぼ本治のみで奏効した症例です。冷え症、頭痛、胃内停水より半夏白朮天麻湯を選択しました。

尋常性乾癬

図 27

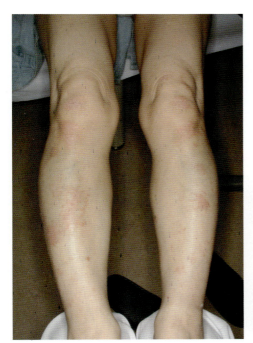

半夏白朮天麻湯

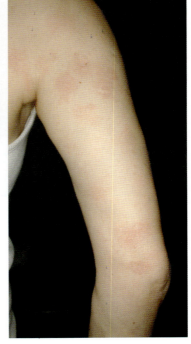

253

各論

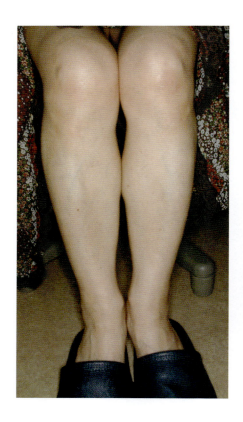

半夏白朮天麻湯

図28
2ヶ月後

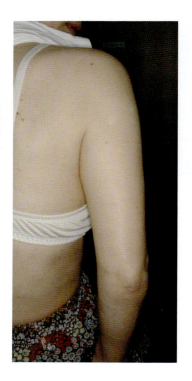

## ❖症例13　82歳、女性。

　60歳のとき発症。主に四肢伸側に広く角化性紅斑がみられる。皮疹は大きな局面をなし、皮膚よりやや隆起している。痒みがある。

［既往歴］　糖尿病。高血圧。

［現　症］　150cm、58kg。水太りの体型。寒がりではない。口渇あり。**防已黄耆湯** 7.5g ＋ **当帰飲子** 7.5g を開始したが、無効であった。**三物黄芩湯** 7.5g ＋ **猪苓湯** 7.5g に変方したところ、2週間後より大きな紅斑はなくなり、1cm大の小さい紅斑が点在するようになった。6週間後から、ほとんど皮疹はみられなくなった。

［考　察］　水太りなので防已黄耆湯を、また高齢なので当帰飲子をもちいましたが、無効でした。乾癬の漢方治療はこのように証にしたがって方剤を決めても必ずしも奏効するとはかぎりません。乾癬の漢方治療が難しいといわれる所以です。三物黄芩湯＋猪苓湯としたのは、苔癬化した湿疹に似ていたからです。この患者は2年後再発して来院したが、そのときも三物黄芩湯＋猪苓湯ですみやかに皮疹の消失をみました。

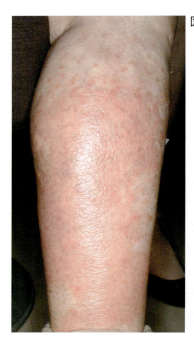

図29

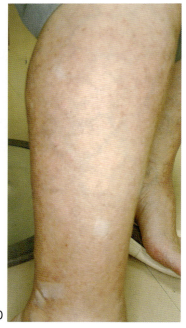

図30

三物黄芩湯＋猪苓湯

### ❖症例14　45歳、男性。

2ヶ月前より躯幹、四肢に6～10mm大の鱗屑をつけた小紅斑を多数散在性に生じてきた。痒みを伴う。次第に広がり、顔面、頭部にもみられるようになった。

［既往歴］　子供のときから扁桃炎をおこしやすい。
［家族歴］　父、糖尿病、心筋梗塞。
［現　症］　168cm、58kg。腹力3/5。胸脇苦満あり。
　舌：赤く薄白苔。
　脈：弦。便秘や口渇、肩こりなどはない。
［経　過］　**十味敗毒湯**7.5gを開始。1ヶ月でほぼ紅斑は消失し、色素沈着となる。以後2ヶ月内服して終診となった。
［考　察］　本症例は滴状乾癬です。本疾患はしばしば扁桃炎をともなっています。皮疹は散在性であることから、十味敗毒湯を選択しました。大塚敬節は「十味敗毒湯が効く皮膚炎は、皮膚面からあまり隆起せず、色も少し赤く、ところどころ落屑があり、痒みもあり、浸出液のないもの」と述べています。

※大塚敬節『症候による漢方治療の実際』538頁、南山堂、1993年

図 31

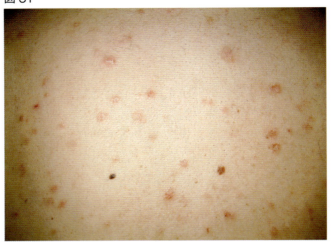

図 32

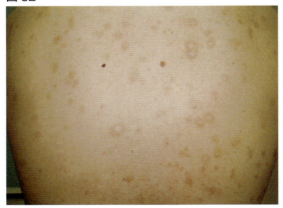

十味敗毒湯

## ❖症例 15　43 歳、女性。

　10 年前に発症した。大腿に始まり、徐々に躯幹、四肢にも数ミリ大の鱗屑をつけた小紅斑が多数散在性に生じてきた。かゆみがある。
[既往歴]　子供の頃、よく扁桃炎をおこしていた。
[家族歴]　父、糖尿病。
[現　症]　中肉中背。咽頭赤く、よく咳がでる。仕事をしているとのぼせてカーと汗がでてくる。肩こりあり。腹力中。胸脇苦満あり。
[初診時]　**小柴胡湯** 7.5 g ＋ **黄連解毒湯** 7.5 g 開始。外用は活性型ビタミン $D_3$ 軟膏を使用した。

　3 週間後、赤味が減って、かなり改善した。

　3 ヶ月後、いったん皮疹は減少していたが、再び皮疹の数が増えてきた。**小柴胡湯** 5 g ＋ **桂枝茯苓丸加薏苡仁** 5 g に変方。

　　以後順調に経過し、1 年後には皮疹の数は、四肢にあわせて 10 個ほどになった。

　1 年 3 ヶ月後、まだ皮疹は消えないので、**桂枝茯苓丸加薏苡仁** 5 g ＋ **十味敗毒湯** 5 g に変方した。

　1 年 4 ヶ月後、腕の皮疹はすべて消失し、大腿部に 2、3 個残すのみとなった。

[考　察]　扁桃炎の既往と胸脇苦満から小柴胡湯を、のぼせや肩こりから桂枝茯苓丸を、薏苡仁は排膿・除湿作用があるので、桂枝茯苓丸加薏苡仁を選択しました。ある程度まで改善しましたが、完全ではなく、十味敗毒湯に変方して、ほぼ治癒状態となりました。症例 14 と同じく滴状乾癬には十味敗毒湯が奏効するようです。

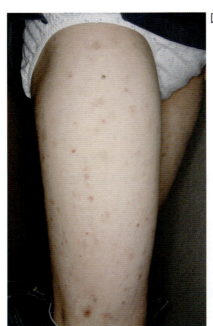

図33

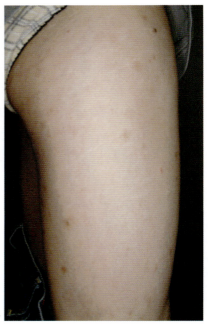

図34

小柴胡湯＋黄連解毒湯→小柴胡湯＋桂枝茯苓丸加薏苡仁→桂枝茯苓丸加薏苡仁＋十味敗毒湯

尋常性乾癬

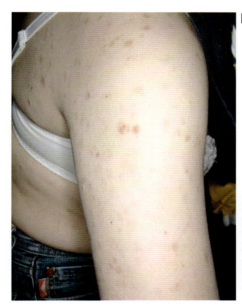

図 35

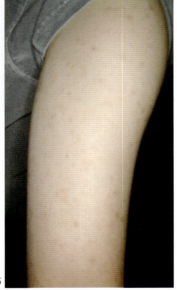

図 36

### ❖症例 16  75歳、男性。

　30年前に発症。全身にひろく大きな局面をなす角化性紅斑が認められた。赤味が強く、激しい痒みがある。鱗屑が著明に多かった。既往歴に肺結核と高血圧がある。

　158cm、46kg。軽度の胸脇苦満がある。舌は紅色で、舌尖がとくに赤い。剥苔あり。脈は弦。

　**小柴胡湯** 7.5g ＋ **黄連解毒湯** 7.5g を開始した。2週間後より徐々に鱗屑が減り始め、紅斑や痒みも減退してきた。4ヶ月後ほぼ皮疹は消失した。1年後終診となった。

［考　察］　結核には柴胡剤がしばしば奏効します。また、この患者は胸脇苦満があり、脈が弦であることから小柴胡湯を選択しました。かつ赤味が強く、痒みも激しく、かつ舌尖が赤いことより黄連解毒湯を用いました。

尋常性乾癬

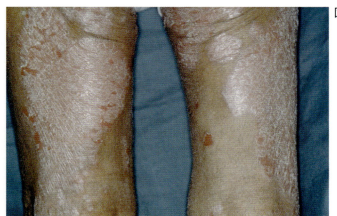

図 37

小柴胡湯＋黄連解毒湯
（本　治）　（標　治）

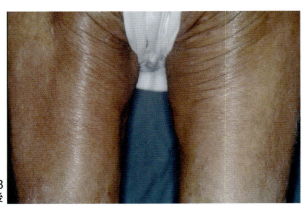

図 38
6ヶ月後

### ❖症例 17　11歳、女子。

　5歳の時発症した。額や頰、躯幹、四肢にひろく、鮮紅色の角化性紅斑が認められた。痒みがある。扁桃肥大があり、扁桃炎を繰り返している。ASO 296、ASK 320。

　医者不信のためか、表情が硬い。舌尖紅。白苔。腹力はやや良い。扁桃摘出術をうけるよう、すすめたが拒否。**小柴胡湯** 7.5g ＋ **黄連解毒湯** 7.5g、およびバイシリン3g／日を開始した。外用剤はステロイド軟膏（ベタメサゾンVG軟膏）をかゆいときのみ、使用した。1ヶ月後少し改善。バイシリンは中止して、同じ漢方薬を継続した。

　3ヶ月後、顔面や躯幹の紅斑はほぼ消失したが、下腿の大きな紅斑は残っていた。

　**小柴胡湯加桔梗石膏** 7.5gに変方した。

　6ヶ月後、下腿の皮疹はほぼ消失。しかし、1cm大までの小さな皮疹が数個、額や頭部、膝などに出没を繰り返すため、1年後に再度扁桃摘出術を勧めたところ、今度は同意して手術を受けた。その後皮疹の出現はなくなり、2年後終診となった。

［考　察］　滴状乾癬や小児の尋常性乾癬には扁桃炎が関与していることが少なくないため、扁桃摘出によって症状が軽快することが多々あります。扁桃炎のように慢性の感染症には柴胡剤が適応となります。

尋常性乾癬

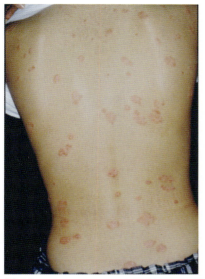
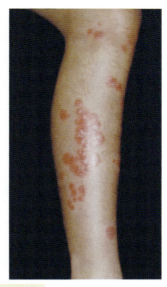

図 39

小柴胡湯加桔梗石膏

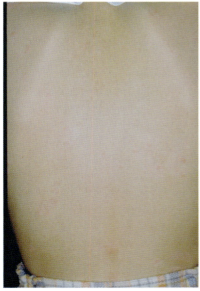
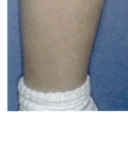

図 40

❖**症例 18**　39歳、男性。

　26歳の時、尋常性乾癬を発症し、四肢や躯幹、頭部に広く角化性紅斑がみられ、某市立病院でステロイド外用剤による治療を受けていた。10日前より突然全身に紅斑をきたし、下肢に著明な浮腫と灼熱感をともなう痛みの為、歩行困難となり、来院した。皮疹の辺縁に膿疱は確認できなかった。

［既往歴］　20歳、肺気胸。
［家族歴］　姉、尋常性乾癬。
［現　症］　178cm、70kg。気力低下。全身が痛く、倦怠感が強い。咽頭発赤し、少量の膿を認める。浅眠。食欲・便通は異常なし。関節痛はない。37.5度の微熱があり、CRP 3.8mg/dl、WBC 7800/μl（好中球77.7%、リンパ球10.8%）、RAHA 160倍。

　脈：浮数。

**乾癬　症例18の検査値の推移**

|  | 初診時 | 1ヶ月後 |
|---|---|---|
| 赤血球($\times 10^4/\mu l$) | 501 | 505 |
| Hb (g/dl) | 15.1 | 15.1 |
| Ht (%) | 46.2 | 47 |
| 血小板($\times 10^4/\mu l$) | 39.9 | 32 |
| 白血球(/μl) | 7800 | 4200 |
| 好中球(%) | 77.7 | 62.8 |
| リンパ球(%) | 10.8 | 27.5 |
| 単球(%) | 5.7 | 5.7 |
| 好酸球(%) | 5.4 | 3.3 |
| 塩基球(%) | 0.4 | 0.7 |
| CRP (mg/dl) | 3.79 | 0.05 |
| RAHA (倍) | 160 | 40 |

舌：薄白苔。正常赤。

腹：腹力4/5。胸脇苦満あり。

［経　過］　初診時、**通導散**5ｇ＋**猪苓湯**5ｇ＋**温清飲**5ｇを開始。外用はワセリンのみとした。（図41）はじめは週2回、受診して軟膏処置をしていたが、1ヶ月過ぎる頃より次第に落屑はおさまり、CRP 0.05mg/dl、WBC 4,200/μl（好中球62.8％、リンパ球27.5％）、RAHA 40倍となった。受診回数も減り、2週間に1回の受診となった。

　2ヶ月後、紅斑はかなり薄くなり、浮腫もとれた。（図42）

　3ヶ月後、全身の紅斑は消失したが、尋常性乾癬の皮疹が腋窩や臀部に出現してきたため、外用は活性型ビタミンD3軟膏に変更した。また、下痢をするようになったため、通導散を中止して、**小柴胡湯**5ｇ＋**温清飲**5ｇとする。（図43）

　　以後、尋常性乾癬の皮疹が躯幹や四肢、顔面にも出るようになり、その都度、漢方薬を変更して、治療中である。

［考　察］　この症例は後述するように、汎発性膿疱性乾癬と思われます。これは乾癬の重症型であり、炎症が最も強いタイプの一つです。そのため駆瘀血剤の中で最も抗炎症作用の強い通導散を使用しました。浮腫には猪苓湯を、乾燥して熱を帯びた皮疹に血燥・血熱に効く温清飲を併用しました。炎症の強い時には通導散の中の大黄は抗炎症作用を発揮しますが、炎症がおさまってくると瀉下作用が出てきて下痢をするようになったため、通導散は中止しました。

　治療を始めて2年半になりますが、初診時のような重症型にはならず、尋常性乾癬の経過をたどっています。この患者は胸脇苦満があり小柴胡湯の証と思われ、尋常性乾癬に対していろいろな方剤を試しましたが、小柴胡湯＋温清飲が最も効果があり、現在治療中です。

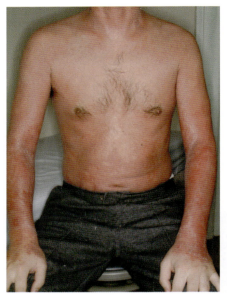

図41

通導散＋猪苓湯＋温清飲

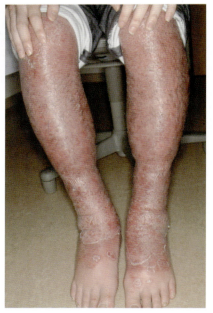

尋常性乾癬

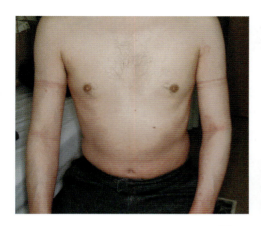
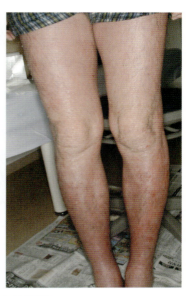

図42
2ヶ月後

通導散＋猪苓湯＋温清飲

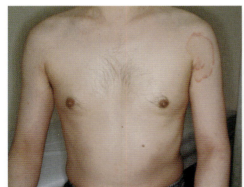
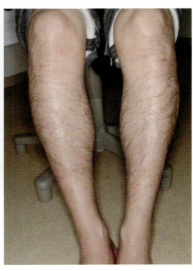

図43
3ヶ月後

### ❖症例19　62歳、男性。

　49歳の時、発症。いろいろな医療機関で治療をうけたが、あまり変化がなかった。5年前からはクロベタゾール軟膏（デルモベート軟膏）とマキサカルシトール軟膏を等量混合した外用剤を毎日塗布している。

［現　症］　170cm、93kg。タバコ20本／日。アルコールはビール350mlと焼酎2、3合を毎日摂取している。いわゆる太鼓腹の体型で、高脂血症、肝機能障害、糖尿病がある。

　初診時（X年9月）、長年強力なステロイドの外用剤を使用していたため、乾癬の皮疹は中等症でそんなにひどくはないが、全身の皮膚は薄くなり、いわゆるステロイド皮膚を呈していた。ステロイドは中止し、検査所見と体型よりメタボリック症候群と考え、**防風通聖散**5g＋**防已黄耆湯**5gを開始した。外用はプロペトのみとした。

　X年10月、ステロイド中止によるリバウンド現象で皮疹が悪化した。（図44）

　**防風通聖散**5g＋**防已黄耆湯**5gを分2（朝と夕）、**猪苓湯**2.5g＋**温清飲**2.5gを分1（昼）

　X年12月、皮疹はかなり減少した。（図45）

　γ—GTPや中性脂肪、血糖値、HbA1Cの検査値が改善した。（表）

　X＋1年3月、徐々に尋常性乾癬の皮疹が増え始めた。（図46）

　**大黄牡丹皮湯**5g＋**薏苡仁**8錠

　X＋1年8月、下肢の皮疹は改善したが（図47）、躯幹に乾癬の紅斑が広がり始めた。（図48）

　**防風通聖散**5g＋**防已黄耆湯**5g＋**茵蔯蒿湯**5g

　X＋1年11月、急に全身に紅斑と浮腫が出現し、紅皮症となる。下肢に著明な浮腫がみられた（図49）。全身に灼熱感があり、痛みを感じる。微熱がある（37.4度）。寒気がする。CRPが上昇し（2.59mg/dl）、血清総蛋白がやや低下した（6.4g/dl）。

**通導散** 7.5g + **猪苓湯** 7.5g + **温清飲** 7.5g

X + 2 年 2 月、浮腫がとれ、紅皮症の状態を脱した（図50）。CRP、血清総蛋白も正常化した。

**防風通聖散** 7.5g + **防已黄耆湯** 7.5g

その後ふたたび乾癬の皮疹がではじめた（図51）

X + 2 年 11 月、ふたたび全身に紅斑と、微熱、下肢の浮腫、寒気、CRP 上昇、血清総蛋白の低下等の異常がみられるようになった。（図52）

**通導散** 7.5g + **猪苓湯** 7.5g + **温清飲** 7.5g

X + 3 年 2 月、紅皮症の状態は脱したが、躯幹や下肢に大きな紅斑を認める。

X + 3 年 5 月、躯幹や下肢に紅斑を認める。

**大黄牡丹皮湯** 7.5g + **五淋散** 7.5g

X + 3 年 7 月、この処方にしてから急速に紅斑は消失した。（図53）

現在、手背や膝、胸などにふたたび尋常性乾癬の小さい皮疹がいくつか出現し始め、治療中である。

［考　察］　太鼓腹の体型の者にはよく防風通聖散が用いられます。これにより皮疹のみならず検査所見も改善しました。この患者は2度も紅皮症状態となり（これは後述するように、おそらく汎発性膿疱性乾癬と思われます）、漢方治療でなんとかのりきることができました。抗炎症に強力な駆瘀血剤である通導散を、浮腫には猪苓湯を、角化性紅斑に温清飲を選択し、紅皮症状態から脱却しました。治療に難渋しているのは重症型よりもむしろ尋常性乾癬の病態です。おすもうさんのような体格の良い人に、大黄牡丹皮湯合ヨクイニンが奏効したという大塚敬節の談話が残っています[※]。この患者さんにも大黄牡丹皮湯＋ヨクイニンが一時的に奏効しました。今後どうなるのか、まだ予断をゆるさない状況です。

各論

※大塚賢治他：大塚敬節による『類聚方広義』解釈、漢方の臨床 52：4：577 – 586、2005

### 乾癬　症例 19 の検査値の推移

|  | 初診時 | 3ヶ月後 | X＋1年11月※ | X＋2年2月 |
|---|---|---|---|---|
| 体重（kg） | 96 | 85 | 83 | 82.2 |
| 赤血球（x10$^4$ μ/l） | 456 | 445 | 397 | 373 |
| Ｈｂ（g/dl） | 15.1 | 14.2 | 13 | 12 |
| ＨＴ（％） | 45.7 | 43.6 | 40.4 | 37.4 |
| 血小板（x10$^4$/μl） | 21.2 | 20.4 | 27.3 | 20.2 |
| 白血球（/μl） | 7000 | 5500 | 6900 | 6500 |
| 好中球（％） | 63.1 | 58.9 | 66.3 | 58.3 |
| リンパ球（％） | 28.3 | 31 | 21 | 28.6 |
| 単球（％） | 6.3 | 6.8 | 6.6 | 7 |
| 好酸球（％） | 1.9 | 3.1 | 5.5 | 5.8 |
| 好塩基球（％） | 0.4 | 0.2 | 0.6 | 0.3 |
| ＡＳＴ（IU/l） | 34 | 34 | 32 | 23 |
| ＡＬＴ（IU/l） | 44 | 29 | 19 | 12 |
| γ－ＧＰＴ（IU/l） | 173 | 43 | 32 | 32 |
| 中性脂肪（mg/dl） | 186 | 132 |  | 118 |
| 血糖（mg/dl） | 137 | 105 |  |  |
| ＨｂＡ１Ｃ（％） | 6 | 5.4 | 5.1 |  |
| ＣＲＰ（mg/dl） |  |  | 2.59 | 0.03 |
| 血清蛋白（g/dl） |  |  | 6.4 | 7.4 |

※汎発性膿疱性乾癬となった時期

図44　X年10月

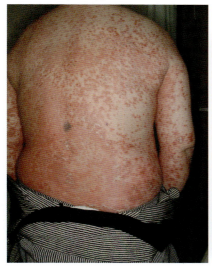
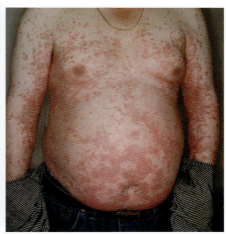

防風通聖散5g＋防已黄耆湯5g＋猪苓湯2.5g＋温清飲2.5g

図45　X年12月

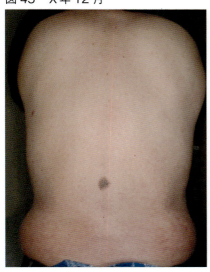
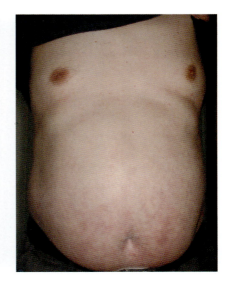

図46　X＋1年3月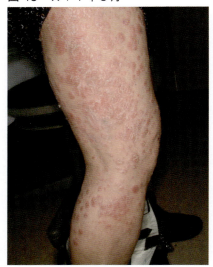

図47　X＋1年6月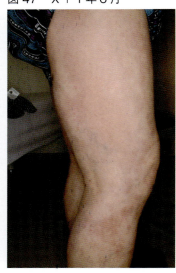

大黄牡丹皮湯5g＋薏苡仁8錠

防風通聖散5g＋
防已黄耆湯5g＋
茵蔯蒿湯5g

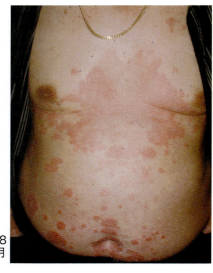

図48
X＋1年8月

図 49 X＋1年 11 月

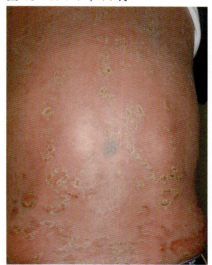
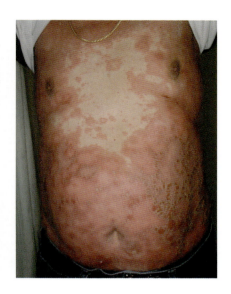
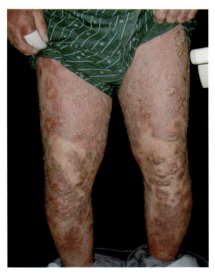

通導散 7.5g ＋猪苓湯 7.5g ＋温清飲 7.5g

図50　X＋2年2月

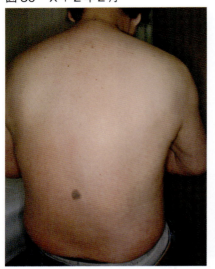
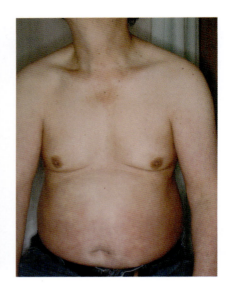

図51　X＋2年7月

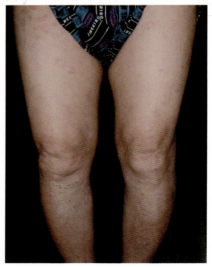

図52　X＋2年11月

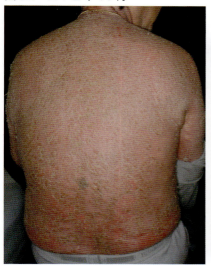
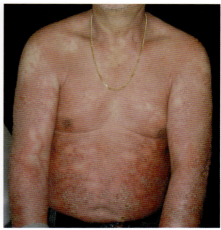

図53　X＋3年7月

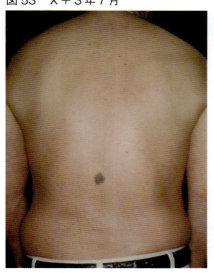
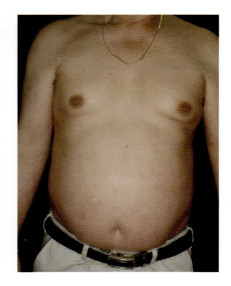

各論

### 乾癬の重症型について

　乾癬の重症型には、関節症性乾癬と乾癬性紅皮症、汎発性膿疱性乾癬があります。
　関節症性乾癬は乾癬の皮疹に炎症性関節炎を合併するものです。
　乾癬性紅皮症は乾癬の角化性紅斑が全身に及び、著明な落屑をみる病型です。体温調節を欠き、低蛋白血症を伴うことがあり、全身管理を行う必要があります。
　汎発性膿疱性乾癬は、尋常性乾癬の経過中に、または前駆症状なしに、灼熱感とともに紅斑が全身に生じるものです。悪寒や戦慄を伴って急激に発症し、全身皮膚の潮紅とともに孤立性膿疱が多発します。膿疱は紅斑の辺縁に環状もしくは連環状の配列をとります。口腔粘膜症状や結膜炎、虹彩炎、咽頭炎を伴ったり、関節症状を伴うこともあります。白血球数、CPRの亢進、血清アルブミンや血清Caの低下などの検査値の異常を認めます。これらの諸症状を繰り返しおこすことが特徴です。
　症例18と19は、尋常性乾癬の経過中に急性増悪し、全身に紅斑を生じ、悪寒を伴い、微熱や下肢の著明な浮腫をみとめ、検査所見でCPR上昇、白血球の増加、リウマチ反応陽性などの所見を認め、肉眼的にはっきりと膿疱は確認できませんでしたが、汎発性膿疱性乾癬と思われます。乾癬性紅皮症にしては角化傾向が少なく、熱感を伴う紅斑が主体であり、検査所見や浮腫が著明な点など、乾癬性紅皮症よりは汎発性膿疱性乾癬と診断すべき症例と思います。
　いずれにしても、症例18と19は乾癬の重症型に違いなく、西洋医学的治療としては、免疫抑制剤や生物学的製剤を用いるべき症例でしょう。
　乾癬の病態は、真皮樹状細胞がオートクライン的にTNF－αで活性化し、IL－23を産生し、それがTh17細胞を維持し、Th17細胞の産生するIL－17とIL－22が角化細胞増殖をもたらします。このことより、抗TNF－α抗体(infliximab、adalimumab)や、IL－12/23p40阻害薬(ustekinumab)などの分子標的薬が認可されましたが、高価であり、使用は承認された施設に限られており、B型肝炎や非結核性好酸菌感染症などの感染症のある者は対象外であり、また副作用や、長期に使用していると効果が減じるという側面もあり、普及にはなお問題があります。
　その点、漢方治療は証にしたがって治療している分にはほとんど副作用

がなく、安価で、しかも効果がすぐれている、という利点があります。しかし、漢方治療は難しく、各患者によって方剤を選択しなければならず、医者の裁量次第という不確かな現実があります。

　本症例は皮疹は重症でしたが、幸い全身症状はそこなわれていなかったため、クリニックの外来治療で通すことができました。高熱をともなう汎発性膿疱性乾癬であれば、生命の危険を伴うこともありますので、クリニックでの治療はさけた方が無難だと思います。

┌─────────────［著者略歴］─────────────┐

## 桜井 みち代（さくらい みちよ）

昭和 45 年、京都大学医学部卒業。
京都大学皮膚科に入局。
静岡県の島田市民病院や県立総合病院、札幌市の手稲渓仁会病院などの皮膚科医長を勤め、北大前クリニック副院長を経て、平成 20 年、桜井医院開業、現在に至る。
日本皮膚科学会専門医。
日本東洋医学会専門医、指導医。
医学博士。

└─────────────────────────────┘


### アトラス
### 皮膚病の漢方療法

2015 年 1 月 21 日　第 1 刷発行
2017 年 8 月 10 日　第 2 刷発行

著　者　桜井 みち代
発行者　谷口 直良
発行所　㈱たにぐち書店
　　　　〒 171-0014　東京都豊島区池袋 2-69-10
　　　　TEL．03-3980-5536
　　　　FAX．03-3590-3630

落丁・乱丁本はお取替えいたします。